KB053240

만성염증 잡아야
만성질환 낫는다

만성염증 잡아야
만성질환 낫는다

지 은 이 | 김상원
펴 낸 이 | 김원중

편집주간 | 김무정
기   획 | 허석기
디 자 인 | 조채숙
제   작 | 박준열
관   리 | 허선욱, 정혜진
마 케 팅 | 박혜경, 강동희

초판인쇄 | 2023년 10월 19일
초판발행 | 2023년 10월 25일

출판등록 | 제313-2007-000172(2007.08.29)

펴 낸 곳 | 도서출판 상상나무
         상상바이오(주)
주   소 | 경기도 고양시 덕양구 고양대로 1393 상상빌딩 7층
전   화 | (031) 973-5191
팩   스 | (031) 973-5020
홈페이지 | http://smbooks.com
E - m a i l | ssyc973@hanmail.net

ISBN 979-11-86172-79-7 (03510)
값 16,000원

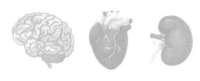

만성염증 만성질환 잡아야 낫는다

| 김상원 지음

각종 치료
(약물, 시술, 수술, 항암)
후유증
영양치료

Nutritional
Treatment

상상나무

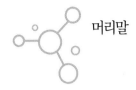

머리말

만성질환에서 내 몸을 살리는 지침서가 되기를

책을 한권 낼 때 마다 '이번이 마지막이다'라는 생각을 늘 하게 된다. 글을 쓰는 일이 너무 힘들고 괴로워서다.

직업적으로 글을 쓰는 작가들과 환자를 돌보는 의사들의 수명이 평균수명에 비해 현저히 낮다고 한다. 필자도 환자들과의 상담업무 외에 틈틈이 그리고 새벽시간을 이용해 글을 쓰는 일을 40여년째 해 오고 있지만 여간한 고통이 아니다.

그럼에도 불구하고 필자가 깨닫고 발견한 지식들을 책을 통해 나누는 이 일이 얼마나 가치있는 일인지도 잘 알기에 또 한권의 졸저를 내게 되었다.

일단 글을 쓰기 위해서는 책상앞에 장시간 앉아있어야 하는 불편함과 극도의 스트레스를 감수해야 한다. 스트레스는 교감신경계를 자극시켜 인체를 전시상태로 긴장시킨다. 그중에서도 가장 예민한 모세혈관을 수축시키기 때문에 손끝, 발끝, 머리 등 말단과 각 오장육부 장기로 가야할 혈액이 제대로 공급되지 못한다. 그리고 부신이라는 내분비 기관에서 코르티졸과 아드레날린과 같은 호르몬이 과다하게 분비되는데, 이런 상황이 장기간 반복되면 천하장사라도 견뎌내지 못한다.

게다가 필자는 추위를 많이 타는 체질이다보니 스트레스 관리에 조금만 소홀하면 입안이 헐고 수족이 시리고 머리와 가슴이 조여들고 맥박이 불규칙해지며 피부에는 아토피 증상이 나타난다. 이는 바로 모세혈관이 수축되고 호르몬이 과다하게 분비되어 나타나는 증상들이다.

이런 사람이 70이 넘은 나이에 책을 쓰고 젊은 사람보다 많은 업무를 소화한다는 것은 모세혈관을 관리하는 특별한 방법을 알지못하면 불가능한 일이다. 어찌 이 놀라운 비밀을 말하지 않을 수가 있겠는가?

현재 인간이 겪고 있는 질병의 종류는 무려 3만 가지나 된다고 한다. 참으로 의문이지 않은가. 삶은 점점 풍요로워지고 편리해지고 있는데, 병원도 많고 약국도 많고 의학기술은 인간을 새로 만들어도 될 수준으로 발전하고 있는데도 말이다. 이 문제에 대해 독자들은 현명하게 생각해 보아야 한다.

만성질환은 첨단 의학과 과학으로도 해결되지 않는 난제중에 난제가 되었다. 더 안타까운 것은 답이 있으나 엉뚱한 곳에서 해답을 찾고있는 건강에 대한 사람들의 고정관념이다.

그 덕분에 병원은 점점 기업화되고 환자는 치료의 대상이 아니라 기업의 소비자가 돼가고 있는 안타까운 현실이다.

필자가 이렇게 강하게 표현하는 것은 병원과 약이 필요없다는 말을 하는 것이 아니다. 전자제품 하나를 구입해도 사용설명서를 보고 조심히 써야 고장없이 오래 쓴다는 걸 다들 안다. 그런데 정작 가장 고차원적이고 그 어떤 과학보다 과학적이며 정밀한 우리 몸을 어떻게 써야할지 최소한 알고 쓰자는 말을 하는 것이다.

이 책은 심뇌혈관질환으로 혈관성형술 및 스텐트 시술 후 복용하는 항혈소판제, 항응고제의 부작용을 겪고 있거나, 어깨 회전근개 파열, 디스크, 척추관협착증 등으로 시술이나 수술 후에 생긴 후유증 그리고 류머티스관절염, 아토피, 자가면역질환으로 복용하는 약의 부작용이 심하거나, 암 진단을 받고 수술이나 항암치료, 방사선치료를 받은 후 심각한 부작용과 후유증을 겪고 있는 분들을 위해 쓴 책이다.

수술, 시술 후 나타나는 가장 큰 문제는 염증이다. 염증은 수술이나 시술을 받은 후에도 나타나지만 암, 심뇌혈관질환, 희귀난치성질환 등 중증질환과 우리가 흔히 아는 질병도 대부분 염증과 관련돼 있다.

식도염, 구내염, 편도선염, 기관지염, 혈액염, 혈관염, 림프선염, 위염, 간염, 폐렴, 장염, 방광염, 신장염, 전립선염, 피부염 등 염증으로 인한 질환이 하도 많아 일일이 나열하기도 힘들 정도다.

염증은 인체가 외부 혹은 내부적인 원인으로 손상되었을 때 이를 스스로 치유하기 위해 발생하는 면역시스템의 일부분이다. 문제는 이러한 염증반응이 병원균이 침입하지 않았음에도 불구하고 만성적으로 일어나는 것이다.

염증은 통증, 발열, 발적, 부종 그리고 기능 상실의 총 5가지 특징을 가지고 있다. 현대의학에서는 염증을 치료하기 위해 소염진통제와 항생제, 스테로이드제를 주로 사용한다. 감염으로 인한 염증을 억제하기 위해서는 항생제를 처방하고, 일반적인 염증을 가라앉힐 때는 진통소염제를 처방한다.

강력한 염증 억제가 필요한 경우는 스테로이드제를 사용한다. 그러나 이러한 약물들을 장기적으로 사용하게 되면 염증은 만성화되고 약물로 인한 점막손상이 면역력저하를 불러와 중병을 피할 길이 없게 된다.

대부분의 소염진통제는 혈관을 수축시키는 작용을 통해 염증을 억제하므로 가장 예민한 모세혈관에 고스란히 영향을 미친다. 모세혈관이 막히고 문제가 되어 만성염증이 발생했는데 거기에 혈관을 수축시키는 소염제를 장기간 사용한다면 어떻게 되겠는가?

모세혈관은 우리 몸을 구성하는 각 세포에 산소와 영양소를 전달할 뿐만 아니라, 면역을 담당하는 백혈구가 온몸을 순환하며 외부에서 침입하는 바이러스나 세균을 공격하고 사멸시키는 통로이다.

그래도 소염제나 항생제의 부작용은 항염효과가 강력한 스테로이드에 비할바는 아니다.

유럽에서는 스테로이드제 약효의 부정적인 측면을 얘기한 재미있는 표현이 있다. '누워만 있던 류머티즘 환자에게 스테로이드를 먹이면 일어서서 걷는다. 무덤을 향해!'

실제로 스테로이드제만큼 놀라운 효과를 나타내는 약은 없다. 하지만 스테로이드제만큼 심각한 부작용을 초래하는 약도 없다. 스테로이드제를 오래 사용하면 부신에서 스테로이드를 분비하는 능력을 상실해 버린다.

그러면 약을 끊을 수 없게 되고 그로 인한 심각한 부작용은 고스란히 환자가 떠안아야 한다. 그래서 늘 이 두 얼굴을 가진 스테로이드제를 대신할 천연소염제를 연구하고 찾는 것이 필자에게는 너무 간절한 숙제였다. 그러던 중 최근 너무나 놀라운 물질을 발견하고 실제 그 효능을 명확하게 입증할 수 있게 되어 얼마나 기쁨과 흥분이 교차하는지 모른다.

사실 모세혈관을 복구하고 체질을 개선하여 염증을 소멸하는 것은 지금까지 개발한 제품만으로도 충분했다. 하지만 음식관리를 소홀히 하면 염증이 다시 발생하는 사례가 많아 식이조절의 한계가 늘 고민거리였다. 그런데 새롭게 찾은 천연소염제가 바로 이러한 문제를 뛰어넘은 것이다.

그동안의 경험에 의하면 아무리 병이 위중해도 식이요법을 제대로 실천하는 사람은 100명 가운데 10명에 불과했다. 심지어는 스텐트 시술을 받았거나 관상동맥우회술을 받고 겨우 목숨을 건진 사람들과 신장병이 악화돼 한 두끼만 음식을 잘 못 먹어도 투석을 받게 된다는 것을 아는 사람들도 마찬가지였다.

외과적수술이나 응급의료 분야는 현대의학적 치료가 절대적이다. 급성염증의 경우도 그렇다. 하지만 만성질환의 원인인 만성염증은 개인의 식습관, 생활습관, 주변환경이 복합적으로 누적되었을 때 나타나는 것이어서 증상을 억제하는 치료는 받으면 받을수록 더 악화될 수밖에 없는 것이다. 병든 세포를 회복시키고 손상된 기능을 되살려 만성염증에서 인체를 지키는 일은 오직 몸의 주체인 스스로가 해야만 하는 일이다.

이 한 권의 책이 건강에 대한 분명한 길을 제시하고 건강을 소유하는 가장 단순한 진리를 깨닫게 할 것이라 믿고 바란다.

부산 오륙도에서 김 상 원

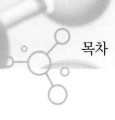

목차

목차

현대의학과 자연의학,
영양치료의 함수 관계

『의사의 반란』이라는 책을 쓴 저자는 현대의학을 전공한 의사이다. 그는 현대의학의 불확실성과 한계에 절망하여 한때는 벤처 사업가로 나서기도 했다. 그가 의사 가운을 벗어던진 이유는 자신의 자녀가 아토피로 오랫동안 고통받는 것을 보면서도 명확한 원인도 대책도, 의사로서 해줄 수 있는 것이 없었기 때문이라고 한다.

그 후 다시 의료인으로 돌아온 그는 현재 '약 없는 임상의학회' 회장이자 채식하는 의료인들의 모임인 '베지닥터' 회원으로 활동중이며, '건강하려면 약을 버려라!'고 말하며 '약보다 좋은 음식 먹는 것'을 강조하는 의사가 되었다.

『위험한 의학 현명한 치료』의 저자 역시 현대의학을 공부한 의사이다. 그는 어린 시절 의사가 동경의 대상이었다고 한다. 마침내 꿈을 이루었고 의사로서 기쁘고 보람있는 삶을 기대했지만 저자는 그렇지 못했다고 고백했다. 저자를 가장 힘들게 했던 것은 의학적 치료로 인해 오히려 병을 더 키우거나 또 다른 병을 얻는 현대의학적 모순과 한계에 부딪히는 것이었다.

자신도 만성병 환자였다고 한다. 레지던트 시절 환자에게 전염되어 만성간염 보균자가 되었고, 아토피 증상이 심했지만 자기 병 하나도 못고치는 의사라는 사실이 그를 괴롭혔다고 한다. 또한 현대의학의 한계로 치료하지 못하는 환자앞에서 수없이 절망했다고 한다.

그래서 한때 그는 현대의학자의 길을 접기로 했다. 그 후 일본으로 건너가 대표적인 자연의학, 일본의 '니시의학'을 공부하면서 자신이 오래 앓았던 아토피를 고치게 되었고 간염도 항체가 생겨 '만성간염보균자'에서 벗어나는 놀라운 경험을 하게 되었다. 그 경험 이후 질병으로 고통받는 환자에게 필요한 것은, 첨단 의료기술이나 거창한 이론이 아니라 '질병을 고쳐주는 것'임을 강조하고 또 실천하는 삶을 살고 있다.

필자도 1980년에 한국자연건강회에서 일본에서 도입한 니시의학 교육과정을 이수했다. 이후 필자의 건강에 적용하면서 동시에 병원에서 치료가 어려운 질환을 가진 환자들과의 인연이 시작되어 40여년의 세월을 대체의학가로 살아가고 있다.

니시의학은 일체 약을 사용하지 않고 식이요법과 운동요법, 자연

친화적인 생활요법을 실천하여 질병을 치료하는 대표적인 자연의학이다. 일상생활에서도 쭈욱 실천만 지속할 수 있다면 숱한 식원병, 약원병, 의원병으로 가속화되는 만성질환을 극복하는 최고의 방법이라 생각한다.

그러나 필자가 경험하면서 느꼈던건 일상생활을 뒤로 하고 니시의학의 원칙대로 식이요법과 생활요법들을 실천하기란 여간 어려운게 아니어서 누구나 쉽게 적용하기에는 무리가 있다는 판단이 들었다.

이와 유사한 자연치유병원이란 이름의 요양원도 점차 늘어가는 추세에 있다. 그곳에서의 프로그램 역시 매우 유익하고 훌륭하지만 하나같이 일상을 제쳐두고 입소해야 하는 어려움과 경제적 부담, 무엇보다 퇴소 후 일상생활에서 지켜지기 어렵다는 것이 한결같은 고민거리였다.

필자 역시 너무나 괴로운 질병이 한두 가지가 아니었기에 이런 자연의학의 유익을 최대한 활용하면서 밥먹듯이 쉽게 적용할 수 있는 대체의학을 연구하기 위해 밤낮으로 매달렸다. 물론 우선은 본인이 살기위한 절박함이 이유였다.

무엇보다 앞으로 현대의학은 과학에 힘입어 더욱 발전을 해 가겠지만 만성질환에 관한 한 해답을 찾을 수 있을지는 의문이었다. 아니 어쩌면 발병원인이 복합적이고 불확실하며 다양한 개인차를 가진 만성질환에 대해 현대의학이 답을 낼 수 없는건 당연하다고 봐야 할 것이다.

현대의학은 한가지 질병에 한가지 원인이 존재한다고 믿는 특정병인설에 근거하여 질병을 증상 위주로 다루기 때문이다.

필자가 연구하고 개발해온 대체의학은 바로 영양적 치료가 핵심이다.

분자교정학을 창시하고 두 번의 노벨상을 수상한 '라이너스 폴링' 박사는 '의학의 미래는 영양'이라고 강조했다. 앞으로 인류는 엄청난 스트레스와 운동부족, 환경오염 등 심각한 건강위협에 대처하기 위해 '최적의 영양'이 요구되어야 한다는 것이다.

필자가 안해본거 없이 숱한 치료를 경험한 끝에 대체의약품을 연구 개발하게 된 배경과 이유도 바로 질병의 위협에서 인체를 보호하고, 자연치유력을 극대화하며 인체가 최고의 기능을 발휘하기 위해 가장 우선돼야 할 요건이 '최적의 영양'이라는 결론에 도달했기 때문이다. 또한 일상에서 제약받지 않고 치료와 생활이 일치되는 것이 중요했다.

필자가 영양치료에 사용하는 대체의약품은 주로 만성질환을 관리하기위한 목적으로 개발되었고 고농도로 농축된 기능성식품으로 식약처로부터 인정, 분류되고 있다.

주로 사용하는 환자의 분류는 척추관절 수술을 받은 후 심한 후유증을 겪고 있거나 뇌경색, 심근경색으로 스텐트 시술이나 관상동맥 우회술을 받은 후 복용하는 항혈전제의 부작용을 막기 위한 사람들이다.

또한 암 수술을 받았거나 항암치료, 방사선 치료를 받고 있거나 치료가 끝난 후에도 그 부작용과 후유증으로 일상생활이 힘든 환자들의 재발과 전이를 막고 빠르게 면역력을 회복하기 위해 사용한다.

특히 50~70%가 망가져도 자각증상이 없는 신장과 폐, 간 등에 발생한 질환을 가진 환자들, 류마티스 관절염과 아토피피부염과 같이 스테로이드와 면역억제제를 장기적으로 사용하며 약을 끊을 수 없는 자가면역질환자들이 주 사용자 들이다.

인체에 질병을 일으키는 원인은 매우 다양하게 존재한다. 그러나 그 원인을 찾아 들어가 보면 결국 가장 근본적인 원인은 두 가지로 귀결된다.

하나는 '모세혈관'의 문제이고 다른 하나는 '만성염증'이다.

현대의학이든 자연의학이든 의학의 본분은 환자가 가진 질병을 '개선' 또는 '낫게 하는 것'이다. 나아가 환자들도 더이상 의료소비자가 될 것이 아니라 무엇이 환자에게 유익한지를 직시할 수 있어야 한다.

음식이 병을 만들고, 약이 병을 만들고 병원에서 또 새로운 병을 만드는 '만성질환의 고리'를 이제는 끊어야 할 때가 되었다.

이 책은 여러분이 아프다는 이유로 의료소비자가 되지 않고, 스스로 치료하고 현명하게 치료하고 이전보다 더 건강해지는 방법을 알려 줄 것이다.

질병이 만든 나의 인생, 나의 길

필자는 나의 병이 자랑인 사람이다. 나의 병이 나의 길을 만들었고 나의 인생을 만들었으니 자랑도 대단한 자랑이 되었다. 이렇게 자랑할거라곤 병밖에 없던 필자가 70세가 넘은 지금까지 살아있는 것만 해도 놀라운데, 대체의학 전문가로 많은 사람의 건강을 케어하고 있다는건 더욱 불가사의에 가깝다. 글재주도 전혀 없는 내가 그동안 여러 권의 건강도서를 출간하고 지금도 건강연구가로 일하고 연구하는 일상을 보내고 있으니 하나님의 섭리가 놀라울 뿐이다.

필자는 부산이 고향이다.

모친은 폐결핵으로 국민학교에 입학하기 전에 돌아가셨고, 부친은 중학교 1학년 때 협심증으로 돌아가셔서 얼마나 어렵고 힘든 시절을 보냈는지 모른다. 나의 중고등학교 무렵이 1960년대였는데 그때는 끼니를 걱정해야 하는 사람이 참 많았다.

나는 부모님의 보살핌을 전혀 받지 못했기에 더더욱 먹는 것이 많이 부실한 채로 성장했다. 병약한 부모님의 유전자를 받은데다가 한참 잘 먹어야 했을 성장기에 섭생까지 부실했으니 아마도 온몸이 종합병원이 될 수밖에 없었을 것이다.

몸이 아파 약을 복용하면 아픈 것보다 약의 부작용으로 더 고생을 해야 해서 약도 마음대로 먹을 수 없었다. 그뿐 아니라 음식도 체질에 맞지않는 음식을 먹으면 몇일씩 고생을 하다보니 먹을 수 있는 음식보다 가려야 하는 음식이 더 많았다. 그래서 나는 내 몸이 좀 이상한 사람인줄 알고 자랐다.

거기에 25세 때 사고로 흉추(등뼈)를 다치면서 건강이 더 급격하게 나빠졌는데, 그 이후로는 머리, 목, 등줄기를 관통하는 경련과 통증을 견디는 일이 매일같이 반복되었다. 흉추를 다쳤지만 젊다보니 크게 아픈걸 못느끼고 엑스레이상으로도 별 이상이 보이지 않아 무심하게 방치한 것이 훗날 두고두고 큰 화근이 된 것이다.

통증이 조금씩 더 심해졌고 심한 피로감과 두통까지 겹쳐 정밀검사를 받아본 결과 흉추 7번과 9번에서 압박골절이 발견됐고, 경추 2번과 3번 디스크가 탈출되어 신경을 누르고 있었다.

흉추압박골절을 방치한 것이 목 디스크와 척추가 앞으로 굽어지는 후만증, 옆으로 휘어지는 측만증으로까지 악화시킨 것이다.

그 후로 또 요추 4번과 5번 디스크까지 탈출되어 척추가 휘고 틀어져버린 탓에 온갖 종류의 증상들을 경험하게 되었다.

언제 찾아올지 모르는 통증에 대한 두려움 때문에 항상 불안하고 긴장된 상태여서 사람을 만나는 일이 가장 힘들었다. 장거리 출장이나 여행은 엄두도 낼 수 없었다. 목을 좌우로 돌리면 녹이 슨 기계처럼 서걱거리는 소리가 났고 목과 어깨는 항시 쌀가마를 올려놓은 듯했다.

여기에 습한 날씨나 스트레스를 받으면 칼로 찌르는 듯한 통증이 반나절이나 계속되었으며 이때는 한시간만 앉아 있어도 등뼈가 좌측으로 휘어져 버렸다.

이럴 때는 척추교정 치료를 받았는데 경추를 교정하면 흉추가 틀어지고, 흉추를 교정하면 요추가 틀어져 버렸다. 또 이런 날은 음식을 먹으면 어김없이 명치 통증과 불쾌감 그리고 눈을 뜰 수 없을 정도로 극심한 피로감에 시달리게 되었다. 이정도 통증이 오는 날에는 부작용의 고통이 이루 말할 수 없었지만 그래도 진통소염제와 근육이완제를 먹지 않을 수 없었고, 그것도 많은 양을 털어넣어야 겨우 통증을 누그러뜨릴 수 있었다.

당시에 카이로프랙틱(척추교정) 시술을 받았는데 병원, 한의원, 추나요법, 척추교정 등 많은 치료법 중에서 그래도 척추교정이 제일 효과가 있었다. 척추교정 치료를 받으면 얼마 동안은 지낼 만했다. 척추교정을 받은지 얼마 되지 않아 갑자기 안경이 잘 보이지 않아서 시력

검사를 받아보니 시력이 회복되어 안경도수를 낮추어야 했다.

경추가 교정되면서 압박을 받고 있던 시신경이 회복된 것이다. 이런 고무적인 현상들 때문에 디스크가 완치될 거라는 기대감에 부풀어 한참을 들떠서 지냈지만 오래가지는 않았다. 치료를 받을 당시는 척추가 펴지는 듯 했지만 다시 본래 상태로 되돌아가는 것이었다.

한의원에서 뼈와 디스크, 근육, 인대 등 척추와 주변 조직들을 튼튼하게 해준다는 한약을 권해서 복용했지만 속이 부대끼고 쓰려서 먹어내질 못했다. 한의원에서 처방을 몇 번이나 바꿔 주었지만 위장장애는 나아지지 않았다.

척추가 틀어지는 일이 잦아 아내가 응급처치를 해야하는 경우도 많았다. 집에 있을 때나 가족들과 외출을 했을 때 증상이 나타나면 즉시 척추골 주위의 근육을 풀어주면서 숨을 내쉴 때 엄지손가락으로 척추를 눌러준다.

전문가가 아니어서 한번에는 어렵지만 두세번 누르면 한번 정도는 '뚜둑'하는 소리가 나면서 척추가 제자리를 찾아 들어가곤 했다. 오랫동안 척추를 눌러온 아내의 엄지손가락과 손목사이 근육이 딱딱하게 굳어 혹처럼 솟아올랐는데 오랜세월이 지나서야 없어졌다.

내가 일하고 있는 사무실에서는 기계로, 집에서는 아내의 도움으로 응급처치를 받을 수 있었지만 출장을 가거나 혼자 있을 때 증상이 나타나면 최소 4시간 동안은 상상할 수 없는 곤혹을 치러야 한다. 진통제를 복용해도 4시간이 지나야 비로소 통증이 가라앉았다.

이런 통증을 매일이다시피 겪고 있을 때 일본의 와타나베 박사(니시의학 계승자, 현대의학에서 불치병으로 진단받은 환자들과 난치병 환자들에게 일체 약을 사용하지 않고 영양요법, 식이요법, 운동요법으로 치료)가 사용하고 있는 척추교정 기구를 한국에서도 제작하고 있다는 사실을 알게 되었다.

기구값이 워낙 고가라 큰 부담이 되었지만 혼자서 작동할 수 있게 설계되었고 기계수명도 반영구적이라 무리해서 구입을 했다. 이 기구를 사용하는 것이 최선의 방법이라 여겨서 사무실 한쪽에 설치해 놓고 자가치료를 시작했다. 거꾸로 매달려서 몸을 좌우로 흔들기도 하고 목을 매달아 흔들면서 당겨주기도 하는 것으로 척추교정에 효과적이었지만 이 역시 그때 뿐이었다. 그래도 매일 척추교정원에 가지 않아도 되어 하루 2~3시간 정도 시간을 벌 수 있다는 것에 만족해야 했다.

나는 몸도 허약한데다 알레르기 체질이라 습진, 잦은 두드러기, 가려움증 그리고 가슴이 두근거리고 심장박동이 빠르거나 엇박자로 뛰거나 꿀렁거리는 부정맥 증상으로 하루하루가 고통이었다.

단백뇨와 냉증이 심해 고생을 많이 했는데 여름철에도 한밤중에는 추위를 느낄 정도였고 가장 견디기 힘든 것은 뼈 속이 시린 증상이었다. 그것은 말로 표현이 어려울 정도로 고통스러웠다.

여름만 빼고 일년 내내 두꺼운 내복을 입고 두꺼운 양모이불을 덮어야 했다. 감기에 걸려도 약을 먹을 수 없었기에 어떻게든 체온을 유지하려고 애를 썼지만 그럼에도 일년에 9개월은 감기를 달고 살았다.

회음부의 둔통, 중압감, 불쾌감 등이 잦았고 소변색깔은 항상 진하고 뿌옇게 나왔고 소변보는 횟수와 양이 점점 줄어들어 걱정이 많았다.

디스크질환은 척추 어느 부위에나 올 수 있지만 빈도별로 보면 허리 디스크가 가장 흔하며 다음이 목 디스크이다. 등 디스크는 아주 드문 편인데 나는 경추 디스크와 등 디스크, 허리 디스크에 측만증, 후만증까지 겹쳐 있었으니 오장육부 기능의 문제는 말할 것도 없고 머리부터 발끝까지 안 아픈데가 없을 정도로 만신창이가 되어가고 있었던 것이다.

허리 디스크의 가장 두드러진 증상은 '허리통증'과 '다리가 저리고 아픈 증상'이다. 하지만 아무리 죽을 것같이 아파도 허리 디스크는 말초신경을 압박하는 것이어서 허리만 아팠던 사람들은 내가 경험했던 고통을 이해하기 어렵다.

물론 허리 디스크로 인해 하반신마비가 오거나 대소변 조절에 문제가 생기는 배뇨장애가 나타나기도 하지만 발생할 확률은 극히 낮다.

그러나 목 디스크나 등 디스크는 말초신경뿐만 아니라 중추신경을 압박하기 때문에 신경이 압박받는 위치와 압박정도에 따라 오장육부 내장기관에도 많은 문제를 일으키며, 하반신마비나 전신마비까지도 일어날 수 있는 것이다.

이렇게 젊은 나이에 질병이 하나도 아니고 둘도 아니고 온갖 질병을 복합적으로 안고 살아가다보니 하루하루가 사는 것이 정말 괴롭고 힘들었다.

질병에 대한 어떤 한계점에 이르렀을 때 지금의 나를 만든 특별한 구원이 기다리고 있었다.

나는 어릴 때부터 위장이 약해 걸핏하면 위염, 위궤양, 장염, 장궤양 등의 병이 잦았다. 당시 위장병 때문에 제산제를 자주 복용했는데 그 부작용으로 변비가 생겨서 변비약도 늘 복용하게 되었다.

그러던 어느 날 약을 먹어도 변을 볼 수 없는 상태가 되어 관장약을 주입했는데 이것이 방광에 무리를 주었는지 소변에 피가 섞여 나왔다. 약을 못먹는 필자는 마침 민간요법에 돌미나리가 좋다는 사실을 지인에게 전해 듣고 즙을 내서 커피잔으로 세 잔을 마셨더니 다음 날 피가 멈추었다.

그러나 또 다시 혈뇨가 쏟아져 3일 동안 계속해서 복용한 후에는 완전히 회복되었다. 잦은 위장병은 양배추와 당근즙으로 그때그때 조치를 하곤 했었는데, 이러한 천연식품이 의약품과 달리 부작용 없이 치유가 될 뿐 아니라 영양문제까지 해결할 수 있다는 사실을 깨닫고 나는 너무 놀랍고 흥분되어 '유레카'를 외치고 싶은 심정이었다. 누군가에게는 그저 평범한 민간요법이었던 이 '돌미나리'가 나에게는 의약 대체품 개발의 가능성과 필요성을 던져주고 나의 건강과 나의 인생을 바꾸는 큰 전환점이 된 것이다.

어린시절부터 겪었던 나의 투병기는 슬픔과 고통의 고백인 동시에 오늘의 나를 만든 이유이다. 병원치료나 약으로 해결할 수 없는 질병의 고통에서, 스스로 살아남기 위해 안간힘을 쓴 결과가 나 자신의 건강을 해결했고 나아가 건강연구가로서의 삶을 만든 것이다.

나의 매일매일은 그동안 각종 만성질환을 가진 2만 8천여명의 환자들에게 영양치료와 식이요법을 지도하고, 틈틈이 책을 쓰고, 제품을 연구 개발하는 일에 대부분의 시간을 사용하고 있다. 결론적으로 약과 음식에 예민했던 내 몸이 스스로 연구하고 개발한 약들의 임상실험 도구가 되었기에 가능한 일이었다.

효과가 담보되지 않은 신제품을 누가 임상용으로 먹어보겠는가. 나 아니면 안되는 상황이었고 약이든 음식이든 워낙 예민하게 반응하는 몸이어서 약효를 느끼고 체크 하기엔 최고였다. 이렇게 내가 연구하고 개발한 제품들은 효과를 검증하고 인정받기까지 스스로 위험을 감수해야 하는 절박함에서 탄생한 결과물이다.

어떤 의사가 환자의 아픔을 가장 잘 알까? 어떤 의사가 증상치료가 아닌 환자의 몸을 살리는 치료를 할까? 나는 대단한 학위도 자랑할만한 스펙도 없는 사람이다.

그러나 조금 과장해서 인간의 몸에서 겪을 수 있는 웬만한 질병과 통증을 다 겪어본 사람이다. 그런면에서 나는 환자의 병을 내 몸을 들여다보듯 통찰할 수 있는 지혜와 지식을 경험을 통해 얻은 사람이다. 더욱이 내가 연구하고 개발해온 분야는 "인체가 가진 치유력을 어떻게 극대화할 수 있을까?"에 초점이 맞춰져 있다.

이는 증상을 잠시 덮어놓는 임시방편적 치료가 아니라 질병의 원인을 치료하고 회복 그 이상의 건강한 몸을 만드는 것에 있다.

칠레산 피부재생 연고로
'영양치료' 탄생

앞에서 나의 고통스러운 투병기를 대략 서술했지만 옛이야기를 조금 만 더 해보려고 한다. 나는 너무 어린 나이에 세상에 혼자 남겨지다 보니 중학교 1학년때 부터 신문배달부터 안해본 것이 없을 정도로 많 은 일을 하면서 숱한 고생을 했다. 성격은 내성적이고 낯가림도 심한 데 정말 생존하기 위해 죽을 힘을 다해 열심히 살았던 것 같다.

이렇게 몸도 아프고 음식도 심하게 편식하는 내게 또 하나의 엄청 난 약점이 있었다. 그것은 술이 잘 받는 체질이었다는 점이다. 현실은 힘들고 몸은 아프고 음식은 입에 안맞고 너무나 괴로운 현실을 이겨 내는 방법은 술에 의지하는 것이었다.

술에서 깨면 사실 더 큰 고통에 시달려야 했지만 술의 유혹에 번번이 넘어갔고 그로 인해 약한 내 몸은 더욱 망가져 갔다. 이렇게 고통을 반복하던 내게 한줄기 빛처럼 큰 기회가 찾아왔다.

이것저것 일을 하면서 세상 돌아가는 것에 일찍 눈을 뜬 나는 일회용 주사기가 막 나오는 시점에 의료기기 관련 일을 하다가 이를 직접 납품하는 사업을 시작했다.

좌충우돌하며 열심히 사업을 하던 무렵 나는 누가 보아도 흉할 정도로 턱아래 목주위로 크게 부풀은 흉터가 주렁주렁하게 있었다. 평소 부정맥 때문에 조심조심 지내던 중에 하루는 정신을 잃고 쓰러지면서 깨진 유리창에 턱 아래쪽으로 49바늘을 꿰맬 정도의 큰 외상을 입었다. 상처가 아물면서 피부가 붉게 부풀어 오르고 피부조직이 과다하게 증식되어 매우 흉한 켈로이드 흉터를 남긴 것이다.

그러다 보니 대인 관계는 더 움츠러들고 내성적인 성격은 더 소심해졌다. 이런 내게 지인 한 분이 칠레에서 가져온 연고가 하나 있는데 흉터를 없애고 피부재생에 탁월하니 한번 사서 발라보라고 권했다.

젊은 나이 피부 흉터가 늘 고민이었던 차에 연고를 사서 발랐는데 그 효과가 너무나 놀라웠다. 지금도 흉터는 남아있지만 수술자국을 따라 부풀어 있던 켈로이드 흉터는 완전히 가라앉았다. 감탄에 감탄을 거듭한 나는 이 제품을 한국에 공급하는 분이 누군지를 수소문했는데 알고 보니 칠레에서 활동하는 비즈니스 선교사였다.

나는 이 연고를 수입해 팔아보기로 결정하고 이 사업에 본격적으로 뛰어들었다. 선교사를 통해 소개받아 피부재생 기능성 화장품 3종류를 칠레 회사를 통해 공식적으로 수입한 것이다.

그 결과 누구에게나 이 피부 연고는 그 효과가 뛰어나서 입소문을 타고 무섭게 팔려나가기 시작했다. 당시는 국내에서 판매되는 화장품이 몇종류 없었고 기능성 화장품에 대한 개념조차 없었을 때였다. 사람들은 칠레라는 먼 나라에서 온 외제라는 희소성 때문에 호기심을 보였고, 중간에서 소비자에게 물건을 대기가 힘들 정도였다.

이렇게 한창 돈을 벌 때가 1980년대 중후반 이었는데 당시 한 달 순수익이 중형 아파트 한 채를 살 수 있을 정도였다.

그러나 등이 굽고 자세가 틀어져 있어 매일 척추교정을 하지 않으면 정상적인 생활이 어려운 사람이 서울과 대구, 부산 사무실을 오가며 일정을 감당하는 것이 여간 힘들지 않았다.

은행에 잔고는 차곡차곡 쌓여갔지만, 몸을 가누는 것이 힘들었고 내성적인 성격인데다가 리더십이 부족해 직원들과의 관계도 어려워 모든 것이 귀찮고 힘들기만 했다.

그렇게 힘든 나날을 보내고 있던중에 단골로 나를 괴롭히는 혈뇨가 다시 찾아왔다. 그리고 그 동안 미뤄왔던 의약대체품 개발을 더 이상 늦춰서는 안되겠다는 결론을 내렸다.

먼저 시간을 벌기 위해 서울과 대구에 있는 사업장을 독립채산제로 운영하기로 결정했다. 수입은 절반 가까이 줄었지만, 그동안 마련한 자금이 있었기에 오래 고민하지 않았다.

오직 나처럼 아파도 부작용 때문에 약을 먹지 못하는 사람, 약을 먹고 더 큰 병에 시달리는 사람들에게 부작용도 없고 병을 뿌리째 치료할 수 있는 대체의약품을 만들 수 있다는 가능성 때문에 밤낮없이 자료를 뒤지고 연구하는 일에 매달리게 되었다.

많은 우여곡절이 있었으나 마침내 모세혈관 재생영양제, 정맥순환 영양제, 뼈·연골 재생영양제, 인대·힘줄 재생영양제, 신경세포 재생영양제, 신경수초 재생영양제, 면역력증강 영양제, 면역조절 영양제, 천연항생제, 천연소염제, 천연항암제, 천연혈전용해제 등의 제품을 개발하게 되었다.

제품에 대한 상세한 안내는 부록에서 다루겠지만 단순히 보조적 차원의 기능을 넘어 만성질환을 적극적으로 케어할 수 있는 특별한 기능을 탑재한 제품들이다.

인생을 뒤돌아서 볼 수 있는 지금에 와서 생각해보면 그것이 비록 고통이었다 할지라도 내 인생을 빚는데 필요치 않은 것은 하나도 없었다는 것을 알게 되었으니 이는 모두 연약한 나를 사용하신 하나님의 섭리라고 밖에는 설명이 되지 않는다.

나열하기도 부끄러울 만큼 오만가지 병으로 괴로웠던 몸과 시간들, 그 덕분에 위장병과 혈뇨를 앓으며 발견한 천연산물의 치유력, 내 몸에 흉터가 없었으면 만나지 못했을 칠레산 연고가 가져다 준 든든한 경제력, 이 모든 것이 영양치료가 탄생하고 대체의학 전문가의 인생을 만든 완벽한 퍼즐조각 이었다. 연구의 시작은 나를 위해 출발했지만 나 자신뿐 아니라 오늘날엔 수많은 환자들에게 도움을 줄 수 있게 되었으니 병약한 몸을 준 부모님도 너무나 연약한 내 몸도 감사해야 할 자산이란 생각이 든다.

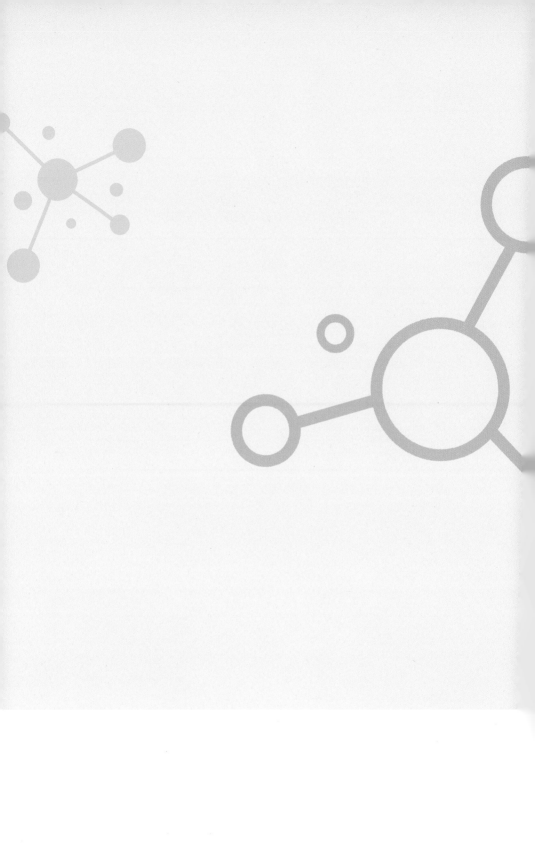

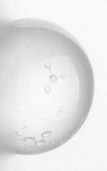

Part. 1
만성병의 원인
염증을 잡아라

만병의 원인,
만성염증

만성염증은 소리없이 진행되어 수많은 질병을 일으키는 "침묵의 살인자"다. 심장혈관의 염증은 협심증과 심근경색을 일으키고, 뇌조직의 염증은 치매를 일으킨다.

만성염증은 거의 증상이 없이 진행되기 때문에 방치하기 쉽고 증상을 호소할 정도가 되었을 때는 소염제, 항생제, 스테로이드 등의 약제를 사용하면 할수록 상태를 더욱 악화시킨다.

만성염증의 실체를 정확히 알지 못하면 누구든 서서히 만성염증에 살해당할 것이다.

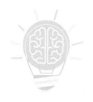

침묵의 살인자
만성염증

2004년 미국의 타임지에서는 만성염증을 일컬어 처음으로 "침묵의 살인자(The Secret Killer)"라는 표현을 사용하였다. 그만큼 만성염증은 소리없이 진행되어 수많은 질병을 일으키고 사망원인이 되고 있다는 사실을 경고한 것이다. 그로부터 19년이 지난 지금, 국내 사망자 10명 중 8명이 만성염증으로 인해 사망한 것으로 나타났다.

염증반응을 일으키는 원인은 병원체, 손상된 세포, 자극물질, 위험신호 등이며, 염증의 기전은 세포의 손상을 초기 단계에서 억제하고, 상처부분의 손상된 조직을 재생하기 위함이다. 즉 염증은 손상된 조직을 회복하기 위해 필요한 영양을 공급받으려고 혈류를 확장하는 반응이며, 이때 손상을 입은 부위가 벌겋게 부어오르고 열이 나며 통증이 동반되는 것이다. 이러한 급성염증은 대개 3~4주 이내에 병원균이 소멸되면서 부었던 부위가 가라앉고 소멸된다.

하지만 세균이 침입하지 않았음에도 불구하고 이러한 염증반응이 지속적으로 발생하는 만성염증은 온갖 만성·중증질환을 유발한다.

만성염증은 피부에 난 상처나 종기와 같이 눈에 보이는 것이 아니라 오랜 기간을 두고 몸속 여기저기에서 발생하는 세포의 파괴나 변질과 같은 보이지 않는 염증을 말한다. 만성염증은 혈관을 지저분하게 하여 동맥경화를 만들기도 하고 정상세포를 자극하여 암세포로 만들어 버리기도 한다.

심장혈관의 염증은 협심증과 심근경색을 일으키고, 뇌조직의 염증이 오래되면 치매를 일으킨다. 기관지 염증은 천식을 악화시키며 아토피와 같은 피부질환도 염증이 근본 원인이다. 류마티스관절염, 크론병 같은 염증성 질환은 물론, 심뇌혈관질환, 암, 희귀난치성질환 등 중증질환과 우리가 흔히 아는 질환도 대부분 만성염증과 관련돼 있다.

혈액염, 혈관염, 림프선염, 지루성피부염, 결막염, 비염, 중이염, 식도염, 구내염, 편도선염, 기관지염, 위염, 간염, 폐렴, 장염, 방광염, 신장염, 전립선염, 요도염, 질염, 자궁경부염, 골반염, 관절염, 피부염 등 염증으로 인한 질환을 일일이 나열하자면 끝이 없을 정도로 염증은 질병 그 자체, 혹은 직간접적인 원인이 되고 있다.

염증의 증상과 치료

'염증(炎症)'은 '염(炎)'이라는 한자에 불 화(火)자가 두 개 있는 것으로도 알 수 있듯이 발열, 발적, 부종, 통증이 주 증상이다.

현대의학은 염증을 치료하기 위해 병원균으로 인한 염증은 항생제를, 일반적인 염증에는 진통소염제를 처방한다. 강력한 염증 억제가 필요한 경우는 스테로이드제를 사용한다.

이러한 약물들은 혈관을 수축시켜 염증을 줄여주기 때문에 혈류가 감소하거나 차단된 해당 부위 세포는 손상을 입게 된다. 그래도 급성염증은 증상을 빠르게 잡기위해 약물치료가 불가피하다. 급성염증이란 말 그대로 갑자기 발병하고 급속도로 악화되기 때문에 방치할 경우 고통도 극심하거니와 생명이 위험해질 수도 있기 때문이다.

반면 만성염증은 거의 증상이 없이 진행되기 때문에 방치하기가 쉽고 증상을 호소할 정도로 악화되었을 때는 소염제, 항생제, 스테로이드 등의 약제를 사용하면 할수록 상태가 더 악화된다. 약은 혈관을 수축시켜 효과를 내기 때문에 잠시 증상만 완화시켜줄 뿐 염증의 원인을 제거해주는 것은 아니기 때문이다.

그래서 약을 먹어도 염증이 다시 생기게 되고, 처음에는 한알 먹었던 약이 두 알이 되고 나중에는 한 주먹의 약을 먹어도 더 이상 약이 듣지 않는 상태가 되는 것이다.

현재 영양치료를 받고 있는 사람들은 만성염증에 의한 질환을 치료하기 위해 수개월에서 수년, 수십년 씩 약물치료를 받아온 사람들이다. 더욱이 약물을 장기복용한 결과 간과 신장이 손상되고 면역력이 저하되어 여러 질병이 복합적으로 나타나는 경우가 허다했다. 이처럼 만성병으로 약을 달고 사는 이들이 약물 부작용을 겪는 것은, 정해진 결과나 다름없다.

그러나 이런 상태에도 불구하고 영양치료를 시행하면 놀라운 변화가 몸 구석구석에서 일어나는걸 경험하게 된다. 한 가지 병을 치료하다가 되려 몇 가지 병을 만드는 현대의학 치료와 영양치료의 차이가 어떤 것인지를 몸에서 일어나는 여러 변화들을 보며 분명하게 알게 된다.

요즈음은 TV만 켜면 온갖 종류의 건강기능식품 광고를 쉽게 접하게 된다. 인터넷과 유튜브는 검색만 하면 원하는 제품과 성분은 물론 건강에 대한 지식정보가 홍수처럼 쏟아지고 있다. 약국은 약을 파는 곳에서 영양제를 광고하는 모니터와 카피로 도배가 된지 오래다.

2002년 건강기능식품법이 제정되기 전에는 이런 일은 꿈도 꿀 수 없었다. 아무리 효과가 뛰어나도 건강기능식품은 광고를 할 수 없었기 때문에, 광고를 하는 자체가 건강기능식품에 관한 법률에 위반되는 것이었다.

요즘은 한국건강기능식품협회로부터 기능성을 인정 받은 제품은 '질환에 도움', 또는 '증상의 개선'을 표기할 수 있게 되었고, 광고의 허용기준도 폭이 넓어졌다.

그동안 필자가 개발한 대체의약품도 건강기능식품으로 분류된다. 하지만 필자가 연구개발한 제품은 단순히 보조적인 기능을 넘어 성분과 함량을 고농축으로 사용하여 만성질환을 관리하기 위해 만든 제품들이다.

알다시피 만성질환은 한두 가지 간단한 원인으로 설명할 수도 없거니와 개인마다 질병이 생긴 원인과 환경도 천차만별이다. 또 필자의 제품을 필요로 하는 사람들은 많게는 하루에 7~8가지의 약을 복용하는 경우가 대부분이어서 이 모든 상황과 연관하여 제품에 관한 지식정보를 전달하기란 생각처럼 쉬운 일이 아니었다.

인터넷에 올라오는 수많은 제품들처럼 간단하게 광고 몇줄로 제품의 기능이나 작용기전, 효능효과를 충분히 설명하기에는 한계가 있었다. 필자가 힘들고 고된 일이지만 책을 쓰는 이유가 바로 이것이다.

제품을 광고하기 전에 먼저 인체와 질병의 관계, 그리고 필자가 개발한 제품이 왜 필요한지 어떻게 작용하여 증상을 개선하는지를 차근차근 이해시켜야만 환자의 증상을 관리해줄 수 있기 때문이다.

그리고 그동안 개발한 제품들 중에서 모세혈관 재생영양제, 정맥순환 영양제, 뼈·연골 재생영양제, 인대·힘줄 재생영양제, 신경세포 재생영양제 등은 효과를 느끼려면 시간이 필요하다. 왜냐하면 만성질환은 오랜 시간에 걸쳐 장기나 조직이 손상되었기 때문에 회복되려면 어느 정도의 시간이 지나야 한다. 그러나 천연소염제의 효능을 확인하는 데는 그리 오랜시간이 걸리지 않는다.

거의 모든 질병에 사용하는 소염제의 경우 병원에서 처방받은 약과 필자가 개발한 천연소염제를 사용했을 때 몸에서 나타나는 차이를 확인해 보면 경탄을 금치 못한다. 일반소염제는 혈관을 수축시킴으로써, 혈관이 확장되어 혈류를 증가시키려는 자연반응을 억제하여 염증을 치료하는 작용을 한다. 소염제뿐 아니라 신경안정제나 스테로이드 계통의 약들, 면역억제제와 같은 약도 같은 원리로 증상만 잠시 누르는 것이다.

그러나 천연소염제의 놀라운 효능은 혈관을 열고 혈액순환을 촉진하여 염증을 치료하는 것이다. 그뿐 아니라 혈중 노폐물이 결합된 혈전 덩어리를 용해시키는 성분까지 함유돼 있다.

천연소염제는 아미노산가가 높은 단백질과 칼슘, 마그네슘, 인, 아연 등의 미네랄은 물론 비타민A(레티놀), 비타민B군 등 비타민성분도 풍부하여 미래식량으로도 주목을 받고 있는 굼벵이가 주성분이다.

요즘은 그 어느 때 보다 염증을 일으키는 환경적요인이 심각하여 진단상에는 나타나지 않아도 거의 모든 사람들이 염증으로 인한 질병을 가지고 있다고 해도 과언이 아닐 것이다. 필자를 찾는 환자들도 예외없이 만성염증을 방치하여 만성질환으로 악화된 경우여서 천연소염제는 영양치료에 필수로 들어간다.

그러나 이전에 개발했던 천연소염제는 식이요법을 철저하게 지키는 사람들은 효과가 있었으나 식습관과 생활습관을 바꾸지 못한 분들은 그렇지 못했다. 식습관과 생활습관을 바꾼다는게 말처럼 쉽지않다는 것도 알고, 무엇보다 필자 자신이 염증이 아무리 심해도 일반 소염제를 먹을 수 없다보니 좀더 빠르고 강력한 천연소염제를 개발하는 일은 너무나 간절한 숙제였다.

그러던 중에 최근 개발한 굼벵이 제품을 본인은 물론 다급한 환자들에게 임상을 해본 결과 기대 이상의 효과를 거두었다. 요즘은 하루하루가 놀라움의 연속이다. 환자들이 식이요법을 완벽하게 지키지 못해도 염증수치가 좋아지다보니 영양치료의 시너지효과가 이만저만이 아니었다.

우리 몸에서 염증이 가장 먼저 나타나는 곳은 혈관이다. 혈관 내벽에 염증이 생기면 혈관 벽이 두꺼워지고, 단단해지면서 혈액 속 지방이나 이물질을 흡착시켜 동맥경화를 일으킨다.

콜레스테롤이 혈관벽에 쌓이는 일차적인 원인도 염증이다. 좁아진 혈관 때문에 영양분과 산소를 잘 전달받지 못하면 팔과 다리는 물론 심장, 뇌 등 몸속 세포가 죽거나 손상되면서 염증은 더 악화된다.

염증은 몸속 혈관 어디에나 발생할 수 있으며 해당 혈관을 통해 혈액을 공급받던 조직에도 허혈성 질환이 동반된다. 예를 들어, 뇌혈관을 침범하면 뇌경색이 나타나고, 신경 주변의 혈관을 침범하여 척수가 손상되면 뇌와 신체 사이에 신경전달이 제대로 이루어지지 못해 운동, 감각 등의 마비를 초래한다.

영양치료를 시작하고 가장 먼저 나타나는 변화는 혈관과 혈액이다. 혈액은 우리 몸의 전신을 순환하며 영양분을 공급하고 노폐물을 옮기는 역할을 하는데, 혈액이 지나가는 통로가 혈관이다. 혈관만 열려도 기능이 회복되는데 혈액까지 맑아지면 더 이상 무슨 설명이 필요할까?

만성질환을 치료하려면 염증수치를 낮추는 일을 최우선에 두어야한다. 그러나 다음 설명을 통해 병원에서 처방받는 소염제와 영양치료에 사용하는 천연소염제가 모세혈관에 어떻게 작용하는지를 이해하고 올바른 치료법을 선택하기 바란다.

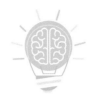

모세혈관 집중탐구

우리 인체에는 400억 개가 넘는 모세혈관이 있으며, 전체혈관의 90% 이상이 모세혈관으로 이루어져 있다.

모세혈관은 소동맥과 소정맥을 연결하는 그물 모양의 매우 가는 혈관으로 한겹의 내피세포로 이루어져 있으며 온몸의 구석구석까지 뻗어있다. 우리 몸을 구성하는 60조 개의 세포는 혈액을 통해 필요한 산소와 영양소를 전달하고, 이산화탄소와 노폐물을 회수한다. 혈액의 통로이자 물질교환의 현장이 바로 모세혈관이며 모든 세포는 모세혈관에서 0.03mm 이내에 있다.

혈관은 폐에서 신선한 산소를 공급받아 혈액에 녹아 있는 산소를 다시 온몸에 공급하는 역할을 한다. 이것을 '숨을 쉰다'라고 표현한다. 이 과정에서 산소를 받아들이고 이산화탄소를 제거하는 것을 가스교환이라고 하는데, 이는 폐의 허파꽈리에서 일어난다.

허파꽈리에는 많은 모세혈관이 분포해 있다. 이 모세혈관에서 산소를 빨아들이고 이산화탄소를 배출한다. 그런데 이러한 호흡은 폐에서만 일어나는 게 아니라 온몸의 세포에서도 동일하게 일어난다. 이렇다 보니 결국 모세혈관이 없으면 가스교환을 목적으로 숨을 쉴 수 없게 된다. 이때 폐에서 하는 호흡은 외부의 산소를 들이마시기 때문에 '외호흡'이라 하고, 세포에서 하는 호흡은 이미 들이마신 혈중의 산소를 사용하기 때문에 '내호흡'이라고 한다. 실제로 두 호흡은 모두 모세혈관에서 이루어진다.

또한 우리가 섭취한 영양소는 위장 점막 주름에 있는 모세혈관으로 흡수되어 신체의 모든 세포로 운반된다. 그리고 에너지를 만드는 과정에서 발생한 노폐물은 모세혈관을 통해 혈액속으로 회수되고 간이나 신장의 모세혈관으로 옮겨진다. 그곳에서 여과된 노폐물은 소변으로 배출된다.

세포에 수분이 부족해서 나타나는 탈수나 짜게 먹어서 나타나는 부종도 모두 모세혈관에서 일어나며, 호르몬 운반 역시 모세혈관이 담당한다.

이외에도 모세혈관은 백혈구(림프구) 등 면역세포를 운반하여 세

균이나 바이러스 등의 외부침입을 막고, 감염된 부위로 보내 싸우게
한다.

이렇듯 모세혈관은 우리 몸을 구성하는 60조 개 세포의 생명을
좌우하는 중요한 혈관임에도 불구하고 그동안 의학 연구나 생명과학
연구는 생명과 직접적으로 연관이 있는 정맥과 동맥같은 굵은 혈관에
만 집중되어 있었다.

모세혈관은 문제가 생겨도 생사를 가르는 위급상황이 바로 발생
하는게 아니다 보니 관심을 받지 못했던 것이다. 그러나 모세혈관은
궁극적으로 생명을 위협하는 동맥과 정맥의 문제에 직접적인 원인이
되는 혈관이다. 동맥과 정맥도 모세혈관이 먹여살리기 때문이다.

모세혈관이 없는 곳은 눈의 각막과 수정체 그리고 연골조직 뿐
이다.

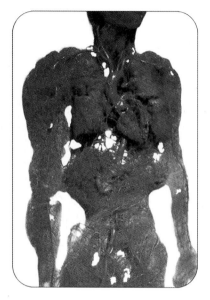 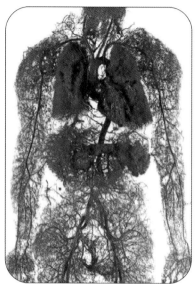

20대 모세혈관   60대 모세혈관

그리고 주목해야 할 점은 모세혈관은 45세부터 줄어들기 시작하여 60대에는 모세혈관의 수가 40%나 감소한다는 것이다.

이는 질병의 진행과 회복에 매우 중요한 기준이 되는데, 다행한 것은 모세혈관은 나이와 상관없이 늘릴 수 있다는 사실이다. 우리 몸에서 가장 넓은 면적을 차지하고, 모든 조직으로 연결된 모세혈관으로 혈액이 원활하게 순환되면 면역세포가 활발히 온몸을 돌게 되고, 산소·영양소와 이산화탄소·노폐물의 물질교환도 제때에 일어나게 된다. 혈액순환이 잘되는 곳에 염증이 생길 틈이 없는 것이다.

병원에서 처방해주는 염증약의 종류는 크게 항생제, 비스테로이드제, 스테로이드제, 소염제 등이 있다. 이런 약들은 혈관을 수축시킴으로써, 혈관이 확장되어 혈류를 증가시키려는 자연반응을 억제하여 염증을 치료하는 작용을 한다. 소염제뿐만 아니라 신경안정제나 면역억제제와 같은 약도 같은 원리로 증상만 억누르는 것이다.

위 그림에서 보듯 모세혈관은 건강한 사람도 60대에 들어서면 20대에 비해 40%나 감소한다. 게다가 만성질환이 있는 환자는 남아있는 모세혈관 조차도 염증, 협착, 폐색, 파열 등의 원인으로 상당부분 좁아지고 막혀 있다. 이런 상황에서 혈관을 수축, 손상시키는 약들을 장기간 복용한다면 어떤 결과를 낳겠는가?

염증약은 우리 몸의 60조 세포를 먹여살리고, 면역세포(백혈구)의 이동 통로인 모세혈관을 수축시켜 제 기능을 할 수 없게 만들어버린다. 자가면역질환에 사용하는 강력한 소염제나 스테로이드는 뇌와 신경계까지도 망가뜨릴 정도로 모세혈관에 미치는 영향이 심각하다.

지금의 합성의약품이 등장하기 이전, 약은 본래 천연산물(식물, 동물, 광물질)의 약리작용을 이용해 질병을 치유하고 예방하는데 쓰여온 물질이다. 그러나 현대의학의 발전과 더불어 화학성분의 의약품이 주를 이루면서 질병치료 목적과는 달리 인체기능이 파괴되는 역기능의 문제를 발생시키고 있는 것이다.

현대의학에서 쓰이는 화학성분의 의약품이 등장한 것은 1800년대부터다.

최초의 항생제인 페니실린의 효과는 실로 놀라웠다.

페니실린은 전쟁에서 부상당한 사람들에게 우선적으로 공급되었는데, 개발 당시 마치 만병통치약처럼 쓰였다. 상처가 썩어서 죽어가던 병사들, 폐렴에 걸린 수많은 아이들이 페니실린 덕분에 목숨을 구했고 그 외에도 세균으로 인한 질병에서 많은 생명을 구했다.

페니실린 이후 연쇄상구균, 폐렴구균, 임균, 매독균, 결핵균 등에 쓰이는 여러 종류의 항생제가 개발되었다. 전염병에 대한 백신과 아울러 항생제는 약품천국의 신화를 낳는 일등 공신이 되었다.

약은 흔히 '양날의 칼'에 비유된다. 질병의 예방 및 치료로 많은 기여를 하고 있지만 그에 못지않게 부작용의 위험이 반드시 존재하기 때문이다.

페니실린과 백신, 항생제가 개발된 이후 인류는 세균과의 전쟁에서 승리를 확신했다. 그러나 병원균의 공포에서 완전히 벗어났다고 자신할 즈음 내성균, 즉 항생제를 이기는 더 강한 슈퍼균이 등장했다. 1980년대에 이르러서는 인체가 감당하기 힘든 고용량의 항생제에도 살아남는 내성균이 등장했고, 1994년 미국과 영국에서는 항생물질을 먹고 증식하는 슈퍼 바이러스까지 발견되었다. 병원균은 마치 인간을 비웃기라도 하듯 약을 무력화시켰고, 강한 약을 만들면 만들수록 세균을 더욱 강하게 만드는 결과를 낳았다.

현대의학의 위대한 업적이라고 하는 항생제는 이제 병원균을 제압

하기는커녕 중이염, 비염, 기관지염, 폐렴 등 비교적 가벼운 질환에서조차 계속 강력한 내성균이 등장하면서, 오늘날 감염증은 꾸준히 늘고 있다.

지난 수십 년 동안 간염, 알레르기질환, 류마티스관절염, 베체트병, 혈관염, 강직성척추염 등 자가면역질환이 급격히 늘어난 것은 약물 남용으로 면역 기능이 이상을 일으켰기 때문이라고 의학자들은 지적한다.

지금 시대를 사는 사람들은 현재 특별한 병이 없어도 염증으로부터 자유로운 사람은 아무도 없다. 자신은 분명 신체적으로 불편한 증상이 있는데, 병원을 가도 아무 이상이 없는 경우가 더 많다. 이런 경우 필자가 개발한 두 가지 제품을 먼저 시험해 보기 바란다. 병원 검사장비가 아무리 발달해도 인체에서 일어나는 모든 현상을 다 밝혀낼 수는 없다. 이럴 때 영양치료로 접근해 보면 정확하게 인체의 문제점을 찾아내고 해결하여 원인을 알 수 없던 불편한 증상이 해결되는걸 경험할 것이다.

제품은 '채움후'와 '아미노굼', 또는 '채움후'와 '에이스굼'이다. 채움후는 우리 몸에서 염증이 발생할 수 없도록 인체의 모든 점막과 혈관 내벽을 재생하고 강화해주는 제품이다. 천연소염제인 아미노굼과 에이스굼은 혈관을 타고 돌아다니며 신체 곳곳에 질환을 유발하는 만성염증의 뿌리를 뽑아주는 제품이다.

특히 만성피로로 인하여 사회활동과 일상생활이 어려워진 상태라면 꼭 경험하기를 권한다. 일시적인 피로는 충분한 휴식을 취하면 사라지는게 정상이다. 그러나 특별히 과로한 것도 없는데 몸이 천근만근 무겁게 느껴지는 증상은 절대 그대로 방치해선 안 된다. 만성피로가 무서운 이유는 만성염증이 매우 심각한 상태에 있다는 신호이기 때문이다.

　필자가 권하는 두가지 제품을 한달정도 사용해보면 몸이 가볍다는 표현이 어떤것인지 만성피로의 원인이 무엇인지를 명백히 구분하게 될 것이다.

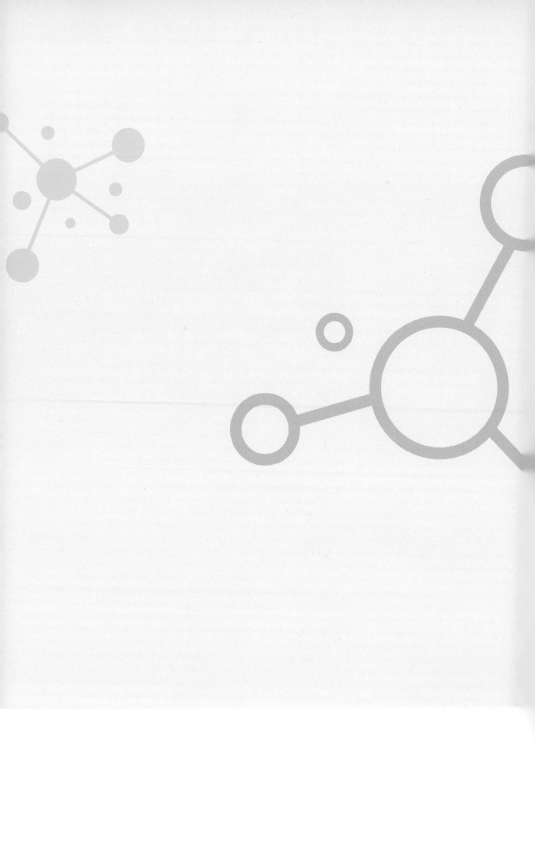

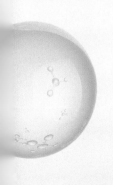

Part. 2

뇌졸중·뇌경색·협심증·심근경색
시술·수술·약물치료 후유증
영양치료

합병증 위험에서
벗어나라

심·뇌혈관질환의 가장 큰 두려움은 돌연사의 위험, 또는 그에 준하는
응급상황이 발생하는 것이다. 심각한 부작용에도 불구하고 심·뇌혈
관질환자가 항혈전제를 끊지 못하는 이유이다. 항혈전제의 부작용으
로는 멍이 자주 들고 코피나 잇몸출혈, 속쓰림, 어지럼증, 혈뇨 등이
있지만 이는 모두 출혈로 인한 부작용이다. 그중에서도 만성신부전증
은 쉽게 인지하지 못하는 출혈부작용으로 가장 우려하는 합병증이다.
영양치료는 항혈전제의 출혈부작용에서 혈관과 점막을 보호하고 천
연혈전용해제를 통해 점차적으로 약을 끊을 수 있는 단계로 회복이
가능하다.

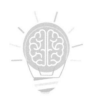

뇌졸중·뇌경색·협심증·심근경색 시술·수술·약물치료 후유증 영양치료

현대의학이 발전한 지난 100여년 동안, 특히 지난 50여년 간, 의학은 엄청난 발전을 이루어 왔다. 한국의 의료수준과 기술도 세계적 수준에 와 있으며 특히 외과적 수술에 있어서는 세계 최고수준을 자랑하고 있다.

의료기술을 배우러 한국을 찾는 외국 의료진의 발걸음도 끊이지 않고 있으며 의료장비 또한 최첨단이다.

그 결과는 심장병 통계 하나만 봐도 놀라지 않을 수 없다.

심장병은 특히 40대 남성의 가장 큰 사망 요인이었지만 심장병으로 인한 사망률은 예전에 비해 두드러지게 감소했다.

과거에는 관상동맥이 막혀도 가슴을 여는 외과적 수술 외에는 별

다른 방법이 없었다. 그러나 1980년대 이후로 관상동맥 스텐트를 이용한 혈관 성형술이 전격 도입되면서 관상동맥질환 치료의 판도가 바뀌었다.

그 이후 심장병과 함께 주요 사망원인이었던 뇌졸중도 3시간 안에 응급실에 도착하면 30% 정도는 시술이나 수술을 받은 다음 날 퇴원할 수 있게 되었다. 예전같으면 죽은 목숨이지만 이처럼 의술의 발달은 죽을 사람도 살려내는 시대가 된 것이다.

하지만 아직도 심·뇌혈관질환은 병원에 도착하기 전, 혹은 수술대 위에서 죽음을 맞는 돌연사의 확률이 가장 높은 질환이다.

스텐트 시술은 가장 빠른시간 응급환자의 생명을 구할 수 있는 치료법이 분명하다. 그러나 근본적인 문제까지 다 해결하는 치료법은 아니다. 조영술로는 막혀있는 혈관을 다 찾을 수 없으며 설령 막힌 곳을 찾았다 해도 그곳에 전부 스텐트를 넣을 수는 없기 때문이다. 그래서 스텐트를 계속 넣게 되는데, 필자의 지인 중에는 스텐트를 10개 넣은 사람과 22개까지 넣은 사람도 있다.

물론 스텐트 시술 후에는 혈관이 다시 막히는 것을 방지하기 위하여 약물을 복용한다. 그런데도 스텐트를 22개나 넣은 사람이 있다는 사실은 무엇을 의미하는지 생각해 보아야 한다.

[사례 1]

김상윤 씨(남성 68세, 신장 170cm, 체중 59kg)는 만성 신장병 진단을 받은 후 영양치료를 시작했지만, 이미 10년 전에 심근경색이 발생하여 스텐트 시술을 받았던 사람이다. 4년 후 다시 혈관이 막혀 시술을 받아야 했고, 또 2년 후 스텐트 1개를 더 넣어 총 3개의 스텐트가 심장 혈관에 삽입돼 있다. 3번이나 죽을 고비를 넘긴 것이다. 거기다가 콩팥마저 망가졌다. 영양치료를 시작할 당시 김 씨의 신장기능검사 수치는 크레아티닌이 2.0mg/dL(정상 0.7~1.4mg/dL / 만성신부전 3기)로 나왔다.

당뇨약을 13년째 복용하고 있고 고지혈증약은 수치가 높을 때만 복용했으며 항혈전제는 의사가 지시하는 대로 하루도 빠짐없이 복용했다고 한다.

항혈전제를 먹는 이유는 스텐트 시술 후 시술 위치에 혈전이 생기는 것을 방지하기 위함이다. 그러나 김 씨는 하루도 빠짐없이 약을 복용했음에도 불구하고 세 번이나 죽을 고비를 넘겼고 또 콩팥병과도 싸워야 한다.

김 씨와 같이 당뇨병을 오래 앓은 사람들은 항혈전제를 사용하면 출혈이 쉽게 일어나는데, 특히 손상을 많이 입는 곳은 안구 망막 혈관, 신장 사구체 혈관, 남성의 성기 혈관이다.

항혈전제는 항혈소판제와 항응고제로 나누어진다. 항혈소판약제는 프로스타글란딘 생성을 억제하는 아스피린과 ADP 수용체를 차단하는 클로피도그렐이 대표적이다.

항응고제는 와파린이 대표적이다. 하지만 음식 제한이나 혈중농도를 지속적으로 체크해야하는 단점 등으로 인해 최근에는 다비가트란이나 리바록사반, 아픽사반 등 개량된 신약들도 경우에 따라 사용되고 있지만 출혈 위험은 여전하다.

항혈소판제와 항응고제의 부작용은 주로 멍이 잘 생기거나 안구출혈, 코피, 잇몸출혈, 어지럼증, 혈뇨, 검은색 대변 등으로 나타나지만 더 심각한 문제는 인지할 수 없는 출혈이다.

멍이 자주 든다거나, 속쓰림, 안구출혈, 코피, 잇몸출혈, 어지럼증, 혈뇨 등의 부작용은 감지할 수 있지만, 신장을 비롯한 다른 장기는 출혈이 계속돼도 상당한 시간이 지나야 증상이 나타나기 때문이다.

[사례 2]

서민근 씨(남 64세, 신장 166cm, 체중 70kg)는 7년 전에 심근경색이 와서 스텐트 시술을 받은 사람이다. 7년 동안 항응고제인 와파린을 복용했는데 최근 다리 부종이 심해지면서 호흡곤란이 와 이뇨제 처방을 받았다.

서 씨는 내시경 검사에서 위궤양과 위염이 아주 심하다는 진단을 받았으나 통증이나 속쓰림 등 아무런 증상이 없었고, 만성신부전 4기 진단을 받았을 때에도 아무런 자각증상이 없었던 사람이다.

서씨는 태음인 체질이다. 골격이 크고 살집이 좋은 이 체질을 가진 사람은 위벽이나 혈관 내벽이 웬만큼 손상이 돼도 증상이 잘 드러나지 않는다.

항혈전제나 항응고제 복용 후 속쓰림, 안구출혈, 코피, 잇몸출혈, 쉽게 멍이 들거나 어지럼증, 급격한 체중감소, 혈뇨 등 약의 부작용이 드러나는 것은 오히려 다행에 속한다.

여러 차례 스텐트 시술을 받고 매일 약을 한주먹씩 먹어도 아무런 부작용을 못 느끼는 사람들이 더 걱정인 것이다. 인지하지 못하는 출혈은 서 씨와 같이 콩팥이 심각한 상태가 돼서야 발견하게 되는 것이다.

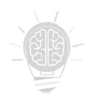

심·뇌혈관질환
시술·수술 후 복용하는
약의 종류와 부작용

클로피도그렐 : 일반적인 부작용으로는 두통, 메스꺼움, 타박상의 용이, 가려움, 속쓰림이 포함된다. 더 심각한 부작용으로는 출혈, 혈전성 혈소판 감소성 자반증이 포함된다. 혈전성 혈소판 감소성 자반증은 미세혈관에서 형성된 미세혈전이 여러 장기를 침범하여 혈관 내피세포의 증식에 의한 용혈성빈혈(적혈구가 정상적인 수명인 100~120일을 채우지 못하고, 정상보다 빠르게 파괴되어 생기는 빈혈), 혈소판 감소증과 함께 신장과 중추 신경계 증상을 동반하는 질환이다.

와파린 : 와파린은 일차적으로 혈전증의 발생을 감소시키기 위해 사용되기도 하고 이미 혈전이 생긴 상태에서 혈전 형성의 진행을 막기 위

해 사용되기도 한다. 부작용으로는 피부에 멍이 들거나 양치나 면도 시 피가 날 수 있고, 코피나 상처로 인한 출혈, 혈변을 보거나, 구토나 기침을 할 때 피가 나올 수 있다. 두통, 가슴 통증, 어지럼증이나 몸에 부종이 생기기도 한다.

와파린의 성분은 소가 먹은 목초에서 발견되었다. 목장에서 풀을 뜯고 있던 소들이 어느 날 코피를 흘리며 죽어갔다. 목초에 혈액이 굳는 것을 억제하는 성분이 있음을 알게 된 제약회사가 이 목초에서 항혈액응고제를 개발한 것이다.

헤파린 : 헤파린은 기존의 혈전이 커지지 않도록 하는 동시에 새로운 혈전이 생기지 않도록 막아준다. 헤파린의 부작용 역시 출혈이다. 장복할 경우 골다공증과 자발적 골절을 유발할 수 있다

리바록사반 : 리바록사반은 혈액 응고에 의해 혈전이 만들어지는 것을 억제해주는 약이다. 부작용으로는 출혈, 빈혈, 위장장애, 부종, 멍이 잘 듬, 사지통증, 어지러움, 두통, 혈압감소, 가려움, 발진 등이 있다.

다비가트란 : 다비가트란은 혈액의 응고를 억제하거나 지연해주는 약이다. 와파린 대체제로 개발된 약으로 와파린에 비해 출혈 위험이 감소된 것으로 확인되어 한때 주목을 받았다. 하지만, 다비가트란 역시 출혈 부작용으로 미국 전역에서 4,000건의 소송에 휘말렸던 약이다.

아픽사반 : 아픽사반은 혈전이 형성되는 것을 막아주는 약이다. 기존의 항응고제만큼 잦은 혈액검사가 필요치 않고 음식물이나 다른 약제와의 상호작용이 적다는 장점이 있었으나, 출혈을 일으키는 부작용은 다른 약보다 더 심한 것으로 나타났다.

아스피린 : 아스피린은 고용량과 저용량 두 가지 종류가 있다. 고용량은 열을 내리고 염증을 가라앉히는 진통제로 쓰이고, 저용량은 혈전 생성을 예방하는 데 사용된다. 아스피린은 심근경색증, 뇌졸중 등 심혈관질환의 재발을 예방하는 효과는 뛰어나다. 그러나 그만큼의 부작용과 위험성 또한 뒤따른다. 아스피린의 대표적인 부작용은 손·발에 멍이 쉽게 들고, 속 쓰림 같은 위장장애다. 특히 어지럼증이 자주, 반복적으로 나타난다면 출혈로 인한 부작용을 잘 체크하고 복용 여부를 신중하게 결정해야 한다.

2016년 미국 질병예방특별위원회(USPSTF)가 진행한 분석을 보면 아스피린 복용은 심근경색증 22%, 사망률을 6% 감소시키는 반면 주요 위장관출혈은 59%, 뇌출혈은 33% 증가시킨다.

국내에서도 고령의 고혈압환자들이 심근경색과 뇌졸중 예방을 위해 아스피린을 복용하는 것을 엄격하게 제한해야 한다는 목소리가 나오고 있다. 이는 출혈 등 부작용 문제가 지속해서 제기된 데 따른 것이다.

살펴본 대로 혈액 응고와 혈전 생성을 막아주는 약은 모두 출혈의 위험이 있다. 이는 혈전이 만들어지는 혈소판과 혈관 손상을 막는 건강한 혈소판을 구분하지 않고 작용하기 때문이다.

　　혈소판이 응집되는걸 약화시키면 혈전은 막을 수 있지만, 혈관에 문제가 생겨도 이를 보수하지 못하는 역작용이 생기게 된다. 혈소판은 피부와 점막을 비롯하여 신체 어느 곳이든 상처가 났을 때 출혈을 멈추게 하는 기능을 하는데 위와 같은 약들은 모두 혈소판의 순기능까지 방해하여, 지혈이 되지 않게 한다. 수술이 예정된 환자에게 5일전부터는 항응고제나 항혈전제를 중단하게 하는 이유가 바로 지혈이 되지않아 발생할 수 있는 사고를 방지하기 위함이다.

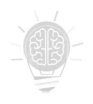

고지혈증약의 부작용

고지혈증약은 스텐트시술이나 관상동맥우회술을 받은 환자들에게 기본적으로 처방되는 3가지 약 중에 하나다. 대표적인 제품명은 리피도, 크레스토, 레스콜 등이 있다. 고지혈증 치료에 쓰이는 약의 종류가 많고 이름도 다 다르지만 고지혈증 약의 90% 정도는 스타틴 계열의 약이다.

스타틴 계열의 고지혈증약은 좁아진 혈관의 파열을 예방하고 혈중 콜레스테롤 수치를 낮추는데 아주 효과적이다. 그 외에도 혈액을 묽게 만들어주고 항산화, 항염증 작용도 있어 현재 병원에서 가장 흔하게 처방하는 약이다.

하지만 콜레스테롤은 우리 몸에 꼭 필요한 물질이므로 무조건 줄여서는 안 된다. 콜레스테롤은 특히 혈관을 강화하는 중요한 역할을 하고 있다. 그리고 부신피질 호르몬이나 성호르몬, 소화효소인 담즙산을 만드는 재료가 되므로 인체에 없어서는 안 되는 물질이다. 그래서 콜레스테롤은 따로 섭취하지 않아도 필요량의 80%가 간에서 만들어지는 것이다.

물론 콜레스테롤이나 중성지방이 과도하게 쌓이면 고지혈증으로 인해 심장의 관상동맥경화나 뇌동맥경화를 일으키지만, 콜레스테롤 수치가 너무 낮으면 혈관벽이 약해져 혈관이 터지기가 쉽다.

특히 뇌 기능이 최적으로 발휘되려면 반드시 콜레스테롤이 필요하다. 체내 콜레스테롤의 25%가 뇌에 존재하며 신경전달물질의 전달 과정에서도 중추적인 역할을 하기 때문이다. 콜레스테롤이 부족하면 두뇌활동이 저하되고 우울증을 동반하며 피부도 거칠어지지만, 가장 심각한 것은 부신피질 호르몬, 남성 호르몬, 여성 호르몬 등 호르몬이 만들어지지 않는 것이다.

콜레스테롤 부족으로 인한 가장 치명적인 부작용은 통증과 함께 근육에 괴사가 일어나는 횡문근융해증이다. 횡문근융해증은 스타틴 유발 근육병증에서 가장 흔한 합병증이다. 근육에 에너지 공급이 충분하지 않아 괴사가 일어나고, 이로 인해 생긴 독성 물질이 혈액중에 유입되는 질환이다.

독성 물질은 신장 기능을 저하시켜 소변 거품 증상과 급성 세뇨관 괴사나 급성신부전증을 일으키기도 한다.

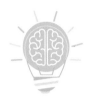

심·뇌혈관질환
영양치료 처방

살펴본 대로 항혈전제는 혈액을 묽게 해 혈전이 생기는 것을 예방해 주지만 대신 위점막과 혈관 내벽에 상처를 입힌다. 그래서 위점막이 헐거나 몸 곳곳에 멍이 드는 것이다.

멍이 드는 이유는 피부에 가까운 모세혈관이 터져 생기는 출혈 때문이다. 이러한 현상은 시술, 수술 여부와 상관없이 항혈전제를 복용하는 사람에게 대부분 발생하는 부작용이다.

그럼에도 불구하고 항혈전제는 장기간 또는 평생을 두고 복용해야 한다. 고지혈증 약도 약을 끊으면 콜레스테롤 수치가 이전의 상태로 돌아가기 때문에, 약을 끊지 못하는 사람들이 많다.

따라서 심·뇌혈관질환 환자의 영양치료 처방은 손상된 소화관 점막과 혈관 내벽을 빨리 아물게 하는 데에 초점을 맞춘다. 그리고 혈관 염증과 혈전을 잡아주는 것이 처방의 핵심이다.

영양치료를 시행하면 항혈전제와 고지혈증 약을 끊을 수 있게 된다. 약을 끊는 것이 불안하다면 영양치료와 병행해도 된다. 그렇게 해도 다시 혈관이 막혀 스텐트시술을 받는 일은 막을 수 있다. 또 멍이 들거나 위점막이 손상되는 것도 예방이 된다. 영양치료 처방에는 혈전을 용해하면서 동시에 손상된 위점막과 혈관 내벽을 빨리 아물게 하는 성분이 들어있기 때문이다. 심·뇌혈관질환에 처방하는 제품은 시술 또는 수술을 받은 환자들이나 현재 약물만 복용하는 환자들이나 크게 다르지 않다. 모세혈관을 회복시키는 제품과 소화기관 점막과 혈관 내벽을 재생·회복시키는 제품, 그리고 천연 혈전용해제를 사용한다.

항혈전제를 그대로 복용하고 항혈전제의 부작용을 예방하는 처방은, 점막과 혈관 내벽을 재생시키는 제품, 천연 혈전용해제 두가지 제품을 사용한다. 특별한 충격이 없음에도 여기저기 멍이 들고 출혈이 잦고 위염, 어지럼증 등의 증상이 계속 반복되어 약을 끊는 것을 목표로 한다면 세 가지 제품을 모두 사용한다.

제품의 기능성과 개발 동기에 관한 설명은 Part.7에 자세히 서술하였다.

제품에 들어가는 성분중 한가지만 잠깐 살펴보면, 천연 혈전용해제 '아미노굼'과 '에이스굼'은 최근 굼벵이를 원료로 하여 개발한 제품이다.

　동의보감, 본초강목 등의 문헌을 보면 굼벵이의 효능이 여러 가지로 정의되어 있지만, 대표적인 효능은 악혈과 어혈을 풀어주는 것이다.

　악혈이란 혈액이 순환되지 못하고 체내 조직사이에 고여있거나, 혈액운행에 장애가 발생하여 경맥 내부와 기관내에 정체하는 죽은 피를 통틀어 이른다. 따라서 굼벵이의 효과를 한마디로 말하면 혈액순환 장애를 유발하는 악혈과 어혈, 혈전 그리고 염증을 제거해주는 것이다.

　2011년 농촌진흥청은 충남대, 경북대 연구진과 함께 굼벵이에서 '인돌 알칼로이드'라는 물질을 찾아냈다. 혈관에서 피가 응고하는, 혈전증이 있는 쥐에게 이 물질을 주사했더니 사진에서 하얗게 보이는 혈전의 생성이 반으로 줄었고, 또, 증상을 악화시키는 인자와 같이 투여했을 때 쥐 치사율은 대조군과 비교해 65% 감소한 것으로 나타났다.

　우리 몸에서 염증이 가장 먼저 나타나는 곳은 혈관이다. 염증으로 혈관 내벽에 상처가 생기면 그 부위를 중심으로 혈전이 쌓이게 되는데, 영양치료를 시작했을 때 변화가 가장 빨리 나타나는 곳은 혈관과 혈액이다.

　혈관만 열려도 많은 기능이 살아나는데 혈관을 통과하는 혈액까지 깨끗해지면 혈액이 닿는 조직이 얼마나 빠르게 살아날지는 설명이 필요없을 것이다.

몸 여기저기, 수시로 멍이 생기고 소변에 거품이 나오고 근육이 빠지면서 체중이 계속 주는데도 불구하고, 그래도 항혈전제를 계속 먹어야 하는 협심증, 뇌경색, 심근경색 환자들에게 이보다 기쁜 소식은 없을 것이다.

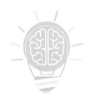

심·뇌혈관질환
영양치료 사례

현재 영양치료를 받는 사람들은 앞에서 소개한 [사례 1] 김 씨와 같이 스텐트 시술이나 관상동맥우회술을 받은 사람들과 시술이나 수술을 받지 않고 약으로만 관리하는 사람들 그리고 [사례 9] 구 씨와 같이 스텐트 시술을 받았지만, 출혈이 심해 약을 못 먹는 사람들이 있다.

　이들 중에 시술이나 수술을 받은 후 후유증과 약의 부작용을 관리하기 위해 영양치료를 시작한 사람은 얼마 되지 않는다. 장기간 소변에 거품이 보이거나 신장병 진단을 받았거나 디스크 탈출증, 척추관 협착증, 회전근개파열, 폐기종 등의 질환으로 영양치료를 시작한 사람들이 더 많다.

[사례-1] 김 씨의 경우 2번째 스텐트 시술을 받았을 때도 신장 수치는 모두가 정상 범위 안에 있었다. 신장병은 스텐트를 3개 삽입한 이후 2년이 지나서 진단이 내려진 것이다.

[사례 3]

이용환 씨(남 62세 신장 167cm 체중 60kg)는 갑자기 가슴에 심한 압박감과 통증을 느껴 병원을 찾았더니 관상동맥 3군데가 다 막혀있고 석회가 많이 꼈다는 검사 결과가 나왔다. 스텐트 시술이 가능한 혈관 2군데만 급히 스텐트로 넓힌 상태에서 항혈소판제와 고지혈증약을 복용해 오다가 지인의 소개로 영양치료를 시작했다.

소변에 거품이 나온 지 5년이 넘었고 10년 전부터 당뇨를 앓고 있었지만, 운동을 통하여 당화혈색소 수치를 6으로 유지하고 있었는데, 점점 숨이 차서 운동을 못하게 되자 혈당도 올라갔고 0.9mg/dL를 유지하던 신장 크레아티닌 수치도 1.2mg/dL로 높아졌다.

당뇨 때문에 운동도 꼭 필요한 상황이어서 이 씨는 심장에 무리가 오는걸 감안하여 가볍게 걷는 운동과 무릎을 90도 정도만 굽혔다가 일어서는 스쿼트 동작을 권했다. 항혈소판제를 비롯하여 복용하는 약의 종류가 너무 많아 두 가지 정도는 끊으라고 조언했지만, 이 씨는 받아들이지 않았다.

그런데도 불구하고 3개월이 지나자 숨찬 증상이 사라졌고 혈당이 안정되었으며 크레아티닌 수치도 1.0mg/dL으로 떨어졌고 소변에 거품도 많이 줄어들었다.

이 씨의 경우 크레아티닌 수치와 사구체여과율이 정상범위를 넘지 않았을 때 영양치료를 시작했기 때문에 좋은 결과를 얻을 수 있었다.

[사례 4]

정희진 씨(남 67세 신장 169cm 체중 75kg)도 소변 거품 때문에 영양치료를 시작한 사람이다. 당뇨약을 6년 동안 복용했으며 심장혈관에 스텐트를 하나 넣었고, 다리 혈관에는 스텐트를 2개나 넣었다고 했다. 정씨는 당뇨약을 복용한지 1년 후부터 소변에 거품이 나오기 시작하여 5년째 계속되고 있었는데, 병원에서는 대수롭지 않게 얘기해서 안심이 되면서도 한편으로는 늘 불안했다고 한다.

3년전 폐기종 진단을 받은 후로는 기침, 가래, 호흡 곤란 등의 증상과 수족냉증이 심해지면서 최근에는 발바닥 감각까지 둔해져 많이 힘들다고 했다.

정 씨는 영양치료를 시작하고 나서 심장병을 비롯하여 폐기종, 수족냉증, 발바닥 감각장애 등의 증상들이 모두 모세혈관이 손상되거나 유실되면서 시작된다는 사실이 이해가 됐다며 고마움을 전했다. 또한 스텐트 시술을 받고 여러 가지 약을 복용하기 시작할 때 모세혈관에 대해 조금만 알았더라면 이렇게 여러 합병증을 겪지 않았을거란 말도 덧붙였다.

[사례 5]

최희진 씨(남 69세 신장 168cm 체중 53kg)는 53세때 당뇨병 진단을 받고 약을 복용하다가 7년전부터는 인슐린 주사로 관리하고 있다. 심장혈관에 스테트를 2개 넣었고 심상선 건선으로 피부병 약까지 복용하면서 건강에 대한 염려와 불안이 많았는데 지인의 소개로 필자의 책을 읽고 나서는 약의 부작용을 막을 수 있겠다는 생각이 들어 마음이 놓였다고 한다.

영양치료를 시작하면서 운동은 주로 자전거 타기와 걷는 것을 하루 2시간 정도 했는데 2달 후 당화혈색소가 8.6에서 7.0으로 떨어졌고 피부병 약은 4개월만에 끊게 되었다.

[사례 6]

김정필 씨(남 69세 신장 169cm 체중 70kg)는 집에서 샤워를 하던 중 오른쪽 팔다리에 힘이 빠져 그대로 주저앉았다. 가족들에게 도움을 청하려 했지만 말이 전혀 나오지 않았다. 다행히 김 씨가 주저앉을 때 물건을 떨어뜨리는 소리가 가족들에게 들려 급히 병원에 갈 수 있었다.

뇌 CT 촬영 결과 뇌경색이 발견되어 막힌 뇌혈관에 스텐트 시술을 받은 후 약물치료를 시작했다.

평소에는 운동을 많이 했지만, 병이 난 후 다리에 힘이 없고 어지러워 운동을 못하게 되자 혈압과 혈당이 높아져 또 약을 추가해야 했다. 그 후로 머리에 비듬이 생기고 귀에서 소리가 나고 또 허리가 많이 아파 검사를 받아보니 척추관협착증 진단이 나왔다. 허리는 젊었을 때부터 아팠으나, 운동을 꾸준히 해서 큰 불편은 없었는데 운동을 못 하게 되자 빠른 속도로 악화된 것이다.

김 씨가 복용하는 약들은 모두가 혈관을 더 손상시키는 약이었지만 다행히도 몸이 따뜻하고 건강한 체질이다 보니 예후가 좋았다. 영양치료를 시작한 지 4개월이 지나자 머리에 비듬이 없어지고 발바닥에 땀이 나면서 젊었을 때처럼 발냄새가 나는 것이 신기하다고 했다. 조금씩 다리에 힘이 생기면서 하루 40분 정도 운동을 할 수 있게 되자, 이명증과 허리와 다리의 통증도 거의 사라졌다. 8개월 즈음에는 혈압도 정상으로 회복되어 당뇨약 외에는 모든 약을 끊었다는 연락이 왔다.

[사례 7]

문정선 씨(여 67세 신장 165cm 체중 51kg)는 10년전 급성 심근경색으로 스텐트 시술을 받았는데, 그 이후로 우울증, 불면증, 신경통성 근위축증, 어깨 회전근개파열 등 여러 종류의 증상이 한꺼번에 왔다고 한다. 여러 증상에 시달리다보니 체중이 7kg나 빠지면서 대상포진까지 와서 또 한참을 고생했는데, 병원에서 처방해준 약이 10가지를 넘어 약을 먹는 일이 보통 일이 아니라고 했다. 게다가 문 씨는 어깨 통증이 심할 때는 스테로이드 주사가 아니면 통증이 잡히지 않아 계속 스테로이드 치료를 받아왔는데, 그 후로는 예전과 달리 추위를 많이 타게 되었다고 한다.

영양치료를 시작한 지 2개월 정도 되었을 때 스테로이드 치료를 끊을 수 있었고, 4개월이 지나자 복용하던 약을 절반으로 줄일 수 있게 되었다. 그리고 하루 1시간 30분 정도 운동을 할 수 있을 정도로 회복되었다.

[사례 8]

구연정 씨(여 65세 신장 160cm 체중 53kg)는 심장의 관상동맥 3개 중 하나가 막혀 스텐트 시술을 받았다. 병원에서 처방해준 약을 먹었는데 온몸에 멍이 들어 약을 먹을 수가 없었다. 담당 의사에게 이러한 상태를 전하고 약 처방을 몇 번이나 바꾸었지만, 전혀 개선되지 않았다.

견디다 못해 약을 중단하고 영양치료를 시작한 구 씨는 척추관협착증과 오십견, 퇴행성관절염까지 있어서 통증이 심했지만, 소염진통제 한 알도 못 먹는다고 했다. 위가 약한 사람들은 소염진통제는 물론 항혈소판제나 항응고제와 같은 약은 엄두도 내지 못한다. 구 씨는 위장이 약해 약을 먹지 못한 것이 오히려 영양치료 효과를 높이는 계기가 되었다.

영양치료를 시작한 이후 심혈관뿐 아니라 허리, 어깨, 무릎 통증도 잘 관리되고 있다.

[사례 9]

김수영 씨(여 74세 신장 152cm 체중 68kg)는 심장 관상동맥 3개 중에 하나는 완전히 막혔고 하나는 40%, 하나는 70%가 막힌 상태였다. 완전히 막힌 혈관에 스텐트 시술을 시도했지만, 스텐트가 들어가지 않아 시술을 받지 못했다고 한다.

병원에서는 관상동맥우회술을 권했지만 나이가 있다보니 수술후에 오는 후유증이 무서워 약물 치료만 받기로 하고 퇴원했다. 항혈소판제 외에 몇 가지 약을 2년 정도 복용하고 있을 때 지인의 소개로 영양치료를 시작했다. 병원 처방약만 복용할 때는 숨이 차서 운동은 엄두도 못냈지만 영양치료를 시작하고 4개월쯤 지나자 30분 이상 걸을 정도가 되었다고 한다.

다리 부종이 많이 빠졌고 심박동수도 분당 60~70으로 정상수치로 돌아왔다. 영양치료를 시작할 당시 김 씨의 심박동수는 분당 155였다. 심박동수가 정상으로 떨어진 것은 심장에서 거리가 먼 말초혈관까지 혈액을 보낼 수 있는 힘이 회복되었다는 것을 의미한다. 체중을 빼기 위해 매끼 야채샐러드를 먹는다는 김 씨의 목소리가 전과 달리 힘이 넘쳤다.

[사례 10]

정경민 씨(남 67세 신장 168cm 체중 65kg)는 혈압약을 7년 전부터 복용해 왔는데, 3년 전 심한 흉통이 와서 병원을 찾았더니 심장 관상동맥

중의 하나가 막혀 스텐트 시술을 받았다고 한다. 정 씨 역시 소변에 거품이 나와 영양치료를 시작한 사람이다. 혈압약을 먹은 지 2년 정도 지나서부터 소변에 거품이 나오기 시작했고, 스텐트 시술 후 항혈전제를 복용하고 나서는 거품이 더 많이 나온다고 했다.

혈압약을 처방받을 당시 혈압은 수축기/이완기 140/90이었다. 혈압약을 먹고부터는 수축기/이완기 115/70으로 혈압이 잘 조절되었다. 정 씨도 안심이 되었고 담당 의사도 심장병이나 뇌졸중에 대한 걱정을 하지 않아도 될 거라고 했는데 관상동맥이 막혀 스텐트 시술을 받은 것이다.

그리고 소변 거품 때문에 신장내과 두 곳에서 정밀 진단을 받았지만, 신장 기능을 나타내는 사구체 여과율과 크레아티닌 수치는 정상으로 나왔다고 했다.

정 씨는 지인의 소개로 『만성병 난치병 영양치료』를 보게 되었고, 책을 읽고 나서야 소변거품 증상과 심장혈관이 막힌 이유를 이해할 수 있었다고 했다. 영양치료를 시작하고 4개월이 지나자 소변거품이 많이 줄고 4년간 앓았던 편두통이 사라지는걸 보면서, 이제는 또다시 심장혈관이 막히지 않을까, 약 때문에 신장이 나빠지지는 않을까, 하는 불안과 두려움도 없어졌다고 했다.

[사례 11]

강기수 씨(남 59세 신장 170cm 체중 70kg)는 39세 젊은 나이에 고혈압

진단을 받고 그때부터 혈압약을 먹어왔다고 한다. 혈압 수치는 수축기/이완기 130/80으로 잘 유지되었으나 혈압약을 복용한 지 2년 후부터 소변에 거품이 나오기 시작했다. 44세 때 급성 심근경색으로 스텐트 시술을 받았고 그때부터 항혈전제와 콜레스테롤약을 복용해야 했다.

3년 전 56세 때는 오른쪽 신장에 암이 발견되어 신장 하나를 떼내는 수술까지 받아야 했다. 강 씨가 영양치료를 시작할 당시 신장 기능은 15% 이하로 떨어졌을 때였다.

사구체여과율이 15mL/min 미만에 이르면 투석을 받아야 생명을 연장할 수 있는 심각한 상태인데, 그런데도 아무런 자각 증상이 없었다고 했다. 강 씨는 그 흔한 감기 한번 걸린 적이 없었던 건강한 사람이었다. 필자와 같이 몸에 약해서 약을 먹을 수 없었다면 지금처럼 심각한 상황에 이르지 않았을 것이다.

앞에서 살펴본 [사례 8] 구 씨의 경우 병원에서 처방해준 약을 먹으면 온몸에 멍이 들어 약을 먹어내지 못했다. 구 씨는 척추관협착증과 오십견, 퇴행성관절염까지 있지만 영양치료를 시작한 이후 심장혈관 뿐 아니라 허리, 어깨, 무릎도 잘 관리되고 있다.

이제 남은 과제는 단 한 가지다. 자신에게 불량한 식습관과 수면, 밤낮이 바뀐 생활, 과로, 운동 부족 등의 잘못된 습관을 고쳐나가는 것이다. 아무리 혈액과 혈관을 깨끗하게 만들어줘도 끊임없이 혈전이 과도하게 만들어지면 혈관은 다시 막힐 수밖에 없는 것이다.

심·뇌혈관질환의 식이요법은 혈관에 염증과 혈전을 최대한 줄이는 것을 목표로 삼아야 한다.

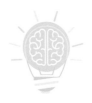

심·뇌혈관질환자의
음식 조절

심·뇌혈관질환에 항혈전제나 고지혈증약을 오래 복용하다보면 여러 가지 합병증이 오게 되는데 그중에서도 신장병은 치료가 매우 어렵고 까다로운 질환이다. 질환이 있으면 건강한 음식을 먹는 것도 치료의 한 부분인데, 신장병은 건강하다고 알려진 음식조차 맘대로 먹을 수 없는 병이다.

신장병은 어떤 질환보다도 식이요법이 까다로워 합병증이 예상되는 심·뇌혈관질환자라면 미연에 예방하는 적극적인 음식관리가 필요하다. 사실 심·뇌혈관질환은 신장병을, 신장병은 심·뇌혈관질환을 발생시키는 직접적인 원인이 되므로 어떤 질병이 먼저이든 염두에 두고 관리한다면 더 큰 불행을 막을 수 있을 것이다.

합병증으로 만성신부전증이 오게 되면 이들은 육류와 생선도 가려서 먹어야 하지만, 섬유질과 비타민, 미네랄이 풍부한 현미잡곡밥, 생채소, 과일, 해조류 등도 맘대로 먹지 못한다. 칼륨이 많은 이런 음식들은 신장병 환자를 제외한 대부분의 사람들에게는 많이 먹을수록 좋은 음식이다. 하지만 만성신부전증 환자는 이전과 같이 섭취할 경우 심장마비로 사망할 수도 있다.

이들은 현미나 잡곡도 맘대로 못먹지만 채소도 칼륨이 적은 위주로 물에 2시간 이상 담가두거나 데치거나 삶아서 먹어야 한다.

그러나 신부전증이 오기전 심·뇌혈관질환의 경우엔, 혈관을 막는 중성지방과 콜레스테롤, 요산 수치를 높이는 음식을 가리는 것 외에는, 비타민과 미네랄이 풍부한 과일과 채소, 해조류는 충분히 먹을수록 회복도 빨라진다.

그리고 신장병 환자들은 동물성 단백질(오리고기, 소고기, 양고기, 염소고기 등)도 하루 섭취량을 체중 1kg당 0.4~0.6g을 초과해서는 안되지만 심·뇌혈관 질환자들은 체중 1kg당 1g 정도는 부담이 없다. 몸무게가 60kg인 사람이라면 60g 정도의 단백질은 섭취할 수 있다는 것이다.

신장병 환자들은 생선도 가려서 먹어야 한다. 고등어, 꽁치, 갈치, 장어 등의 생선과 게, 새우, 가재, 조개, 굴, 오징어, 문어 등의 해산물을 평소처럼 섭취하면 투석 시기를 앞당기게 된다. 이들은 대구, 명태, 가자미 등과 같은 흰살생선 위주로 제한해서 먹어야 한다.

　신장병환자의 식이요법을 기록한 이유는 영양치료와 함께 신장병 환자의 식단에 준하는 섭생을 지키면 혈전이 과도하게 생기는 것을 방지할 수 있기 때문이다.

심장혈관(관상동맥)의
영양공급로 모세혈관

협심증이나 심근경색증 등의 질환을 심장자체의 문제로 생기는 병으로 생각하기 쉽지만, 실제로 협심증이나 심근경색은 심장병이 아니고 심장근육에 산소와 영양을 공급해주는 혈관이 막혀서 발생하는 질환이다. 그러니까 심장병의 원인은 혈관에 있는 것이지 심장에 있는 것이 아니라는 것이다.

우리 몸은 3~4cm의 굵은 혈관부터 육안으로는 확인할 수 없는 미세한 모세혈관까지, 지구 두 바퀴 반 길이의 혈관이 몸 전체에 뻗어 있다. 그중 가장 길고 넓은 표면적을 가진 모세혈관은 뇌, 망막, 심장, 신장 등 각 장기의 기능에 맞게 다른 형태와 특성을 가지고 있다.

모세혈관은 인체의 구석구석 도로망처럼 퍼져 있다. 바로 이 도로를 따라 혈액이 흐르며 60~100조 개의 세포가 필요로 하는 영양과 산소가 공급된다. 뿐만 아니라 세포가 활동하고 난 대사 부산물인 노폐물도 이 모세혈관을 통해 처리된다. 이렇게 모세혈관은 세포와 조직, 모든 장기의 기능과 직접적으로 맞닿아 있는 중요한 기관이다.

그렇다보니 건강하지 못한 사람들의 모세혈관은 대부분 염증, 협착, 폐색, 파열 등의 원인으로 상당 부분 막혀 있다. 특히 심혈관질환과 뇌혈관질환, 신장질환, 고혈압, 당뇨병으로 시술, 수술을 받았거나 약을 오래 복용한 사람들의 모세혈관 상태는 더욱 심각하다.

심장 주변에는 3개의 관상동맥이 심장에 산소와 영양분을 공급하여 심장의 기능을 유지하게 한다. 이 혈관이 좁아지면 심장근육으로 혈액 공급이 줄어들게 되는데, 이것을 관상동맥질환이라고 한다. 관상동맥이 완전히 막히기 전 상태에서 운동이나 스트레스로 인해 흉통이 반복되는 것이 '협심증'이며, 완전히 막혀 심장근육이 죽어버리는 것이 '심근경색증'이다.

여기서 짚고 넘어가야 할 점은 관상동맥이 막혀서 협심증이나 심근경색이 발생하지만 이미 그 전에 관상동맥에 산소와 영양을 공급하는 모세혈관이 제 기능을 못했다는 사실이다. 심장을 먹여 살리는 건 관상동맥(굵은혈관)이지만, 관상동맥을 먹여 살리는 것은 모세혈관이기 때문이다. 뇌에 산소와 영양을 공급하는 뇌동맥 역시 좌우에 2개씩, 모두 4개가 있으며 모세혈관으로 이어져 있다.

따라서 모세혈관만 잘 열어주면 심·뇌혈관질환, 부정맥, 신장병, 고혈압, 당뇨병만 치유되는 것이 아니라 원인을 알 수 없는 많은 질병들이 개선되는 것을 경험하게 된다. 모세혈관이 열려서 혈류가 왕성해지면 세포에서 일어나는 산소·영양소와 이산화탄소·노폐물의 물질교환이 활발해진다. 이렇게 되면 모든 신체기능들이 건강을 되찾는 것은 당연한 일이다.

모세혈관은 현재 의학계에서도 큰 관심분야로 주목하고 있지만 현미경이 발달하기 전까지는 그 누구도 모세혈관의 존재를 알지 못했다. 의학의 아버지라고 불리는 히포크라테스도, 서양 의학에 1500년 가까이 영향을 미쳤다는 로마시대 의사 갈레노스도, 모세혈관에 대해서는 상상도 하지 못했던 것이다.

영양치료를 시행하면 혈관이 다시 살아나고 새로운 혈관이 만들어지면서 혈관망도 치밀해진다. 이미 막혀버린 모세혈관이 있더라도 새로운 혈관이 생기기 때문에 그 기능을 보완할 수 있다. 그러나 혈관쓰레기를 만드는 음식을 과하게 먹으면 혈액이 엉겨붙어 다시 모세혈관을 막아버린다는 사실을 꼭 기억해야 한다.

최근에는 심장혈관에 스텐트를 삽입한 후 3년이 지나면 모두 녹아 흡수되는 '생체 흡수형 심장스텐트'시술이 가능해졌다고 한다. 생체 흡수형 스텐트 시술은 시간이 지나면 혈관에 아무것도 남지 않기 때문에 혈관의 기능이 자연스럽게 회복되고, 혈전용해제도 1년 동안만 복용함으로써 부작용을 줄일 수 있게 되었다.

반가운 소식이지만 '생체 흡수형 스텐트' 역시 막힌 혈관을 응급 조치로 넓히는 것이지, 여기 저기 잠재적으로 막혀있는 혈관까지 치료하는 것은 아니다. 따라서 모세혈관이 관리되지 않으면 시술방법이나 기술이 바뀔뿐 같은 시술이 반복될 위험에 처하는 것은 달라지지 않는다.

심장혈관(관상동맥)은 모두 3개다. 심장병이 무서운 것은 관상동맥이 웬만큼 막힐때까지 증상이 없다는 것이다. 관상동맥 1~2개가 80~90%까지 막히거나, 심지어는 관상동맥 3개가 모두 50~70%까지 막혀도 증상을 느끼지 못하는 사람도 있다. 심장에 연결된 굵은 혈관이 막힐 정도면 모세혈관 상태는 어떻겠는가?

모세혈관이 심장이나 뇌의 굵은 혈관에 정상적으로 혈액을 공급해 주고 노폐물을 제때 배출해 준다면 혈관이 좁아지거나 막힐 일은 없는 것이다. 모세혈관은 '혈관 속의 혈관'(vasa vasorum)이라고도 한다. 혈관 속에서 혈관을 구성하는 세포들을 먹여 살리기 때문이다.

그러므로 스텐트 시술이나 관상동맥우회술을 받았다면, 또는 항혈전제만 복용중이라도 당장은 아무 증상이 없어도 영양치료를 병행하여 모세혈관이 막히는걸 예방하고 또다시 재시술이나 수술을 받는 안타까운 일이 생기지 않기를 바란다.

필자의 지인 중에 운동선수 출신 두 사람은 일찍 세상을 떠났다. 씨름 선수로 활약하다가 체육대 교수로 재직하던 한분은 57세에, 젊었을 때 복싱 선수로 이름을 날렸던 한분은 64세에 사망했다. 사망원인은 심근경색이었으며 스텐트 시술로 죽을 고비를 몇 번이나 넘겼던 분들이다. 두분다 골골하는 나를 걱정하곤 했는데 정작 건강해 보이던 자신들은 혈관이 막혀서 세상을 떠난 것이다.

항혈전제는 앞서 열거한대로 여러 가지 부작용을 피할길이 없다. 또한 혈전을 예방하기 위해 복용하지만 혈관이 다시 막히는 것도 막아내지 못한다는 사실을 보았다.

우리나라 인구의 사망원인 1위가 암이다. 암은 치료가 어렵고 고통스럽지만 진단을 받고 갑작스레 사망하는 일은 없다. 하지만 심·뇌혈관질환은 준비없는 갑작스런 죽음 때문에 더 무서운 질환이다.

1980년 초반까지만 해도 암으로 인한 사망자보다 심·뇌혈관질환으로 인한 사망자 수가 더 많았다. 그러나 1990년대에 스텐트가 시술에 사용되면서 심·뇌혈관계 질환의 사망자 수가 암보다 낮아진 것이다. 하지만 아직도 심·뇌혈관질환은 병원에 도착하기 전, 혹은 수술대 위에서 사망하는 돌연사의 위험이 가장 높은 질환이라는 사실을 볼 때 혈관관리는 아무리 강조해도 지나침이 없을 것이다.

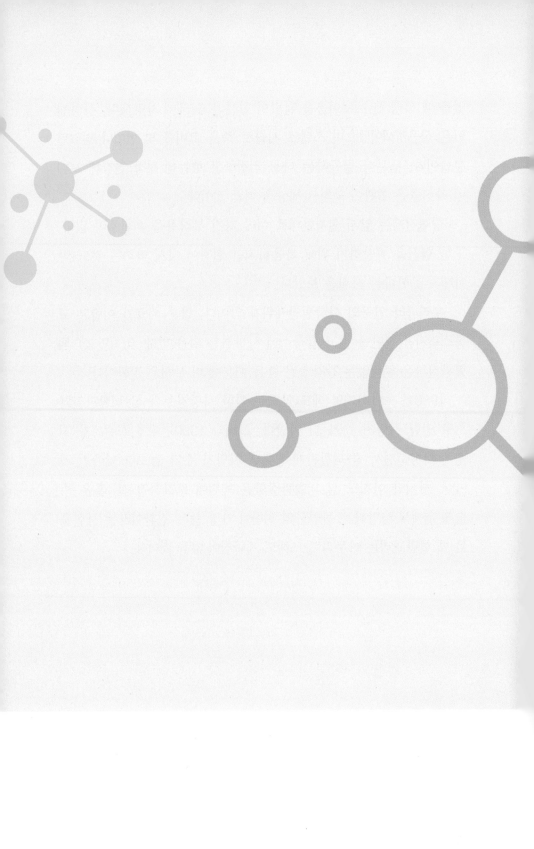

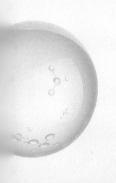

Part. 3
만성 콩팥병(만성 신장병) 영양치료

불행한 질병,
신장병

신장은 70% 이상이 망가져도 별다른 자각증상이 없어 진단을 받았을 때는 이미 투석이 임박할 정도로 심각한 상태가 대부분이다. 신장병은 초기증상을 놓치지않고 관리하는 것이 완치할 수 있는 유일한 방법이다.

따라서 갈색소변이나 소변거품이 많이 보인다면 이를 절대 방치해서는 안된다. 신장병은 특히나 약도 음식도 함부로 쓸수 없고 먹을 수 없는 딜레마에 갇힌 질병이다. 모든 약물은 간과 신장을 거쳐 해독이 되기 때문에 신장병을 치료하기 위해 복용하는 약은 오히려 신장을 점점 손상시키는 결과를 낳는다. 또한 질병을 회복하기 위해서는 건강한 섭생이 필수적이지만 신장병은 건강하다고 알려진 신선한 야채, 과일,

잡곡밥도 자유롭게 먹을 수 없다. 그래서 어쩌면 가장 불행한 질병중
에 하나가 신장병이 아닐까도 생각된다.

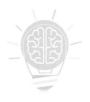

소변 거품, 혈액뇨! 절대 방치해서는 안된다

만성신장병은 성인 7명 중 1명이 앓을 정도로 급격하게 증가했지만, 자신의 병을 제대로 인지하고 있는 사람은 당뇨병과 고혈압 환자보다도 낮은 수준이다. 이렇다 보니 투석이나 신장이식을 받아야 하는 말기신부전 환자 수가 빠른 속도로 증가하고 있는데 특히 우리나라는 투석환자가 매우 빠르게 증가하고 있어 건강보험 재정에도 큰 부담이 되고 있다.

투석 비용의 90% 이상을 국가에서 부담하는 산정특례 적용을 받기 때문이다. 말기신부전 환자들의 투석에 소요되는 비용은 1인당 연간 약 3천만원 정도이다.

만성신부전 환자가 계속 증가하고 있는 이유는 신장은 70% 이상 손상돼도 거의 증상이 없으며 일찍 발견해도 완치시킬 수 있는 치료법이 없기 때문이다.

병원에서는 소변검사에서 단백뇨가 나오면 혈압약과 스테로이드제, 면역억제제를 처방하고, 중성지방이나 콜레스테롤, 요산 수치가 높으면 콜레스테롤과 요산 수치를 낮추는 약을 처방해준다. 약을 처방하는 이유는 말기신부전으로 진행되는 것을 늦추기 위해서다.

그러나 이런 약들을 오래 사용했다면 오히려 더 경각심을 가지고 몸에서 보내는 신호에 세심한 주의를 기울여야 한다.

물론 부작용을 감수하고라도 약을 꼭 사용해야 할 때가 있다. 하지만 만성신장병 환자는 어떤 종류의 약도 함부로 쓰거나 오래 사용해서는 안 된다.

신장병은 치료 시기를 놓치면 현대의학으로는 치료가 불가능하다. 결국 투석을 받는 단계로 진행되는데, 혈액투석을 받기 시작하면 일상생활에 많은 제약이 따른다. 신장투석은 통상 1주일에 3차례 받아야 하며, 한 번 받는 데 4시간이 소요된다. 때문에, 정상 생활도 어렵지만 5년 생존율도 암환자들보다 훨씬 낮다.

말기신부전 환자라면 누구나 신장이식을 간절히 원할 것이다. 그러나 이식을 기다리는 대기자가 워낙 많아 이식을 받는 일도 쉽지 않을뿐더러 고액의 비용도 만만치 않다. 또 어렵게 신장이식을 받아도 평생 '사이클로스포린'과 같은 면역억제제를 복용해야하는 문제도 있다. 면역억제제를 복용하면 이식받은 신장은 보호되지만, 요산이 증가하고 혈압이 높아지며, 간 기능 장애, 당뇨병, 백혈구 감소증 등의 부작용을 평생 안고 가야 한다.

그렇다면 이 무서운 투석을 받지 않으려면 어떻게 해야 할까. 먼저 투석을 받는 환자들이 계속해서 증가하는 이유는 신장은 70% 이상 망가져도 특별한 자각증상이 없어 치료시기를 놓치는 것이 가장 큰 이유이다.

신장기능이 50%이상 손상되기 전까지는 혈청 크레아티닌 검사같은 혈액검사로는 대부분 정상소견으로 나오는 경우가 많다. 때문에 검사상 아무 이상이 없더라도 혈뇨나 거품뇨가 나온다면 이때를 놓쳐서는 안 된다.

건강한 사람도 육류를 많이 섭취하거나 격렬한 운동을 하면 소변에 거품이 생기기도 한다. 이렇게 일시적인 거품은 큰 문제가 되지 않는다. 그러나 혈뇨와 거품뇨가 수개월에서 수년에 걸쳐 나타난다면 더는 방치해서는 안 된다. 혈압약이나 당뇨약을 3년 넘게 복용한 상태에서 거품뇨가 보인다면 더욱 그렇다.

혈뇨나 소변거품은 신장사구체의 이상을 가장 **빨리** 알려주는 신호이다.

혈압약이나 당뇨약을 3년 이상 복용한 경우 거품뇨 증상 하나만 개선하는 데도 6개월에서 1년이라는 시간이 걸린다. 만성신부전증 진단이 내려지면 왜 회복이 어려운지는 앞으로 소개할 사례로 설명이 될 것이다.

신장의 남은 기능은 혈액 내 크레아티닌(Creatinine)과 요소질소 (BUN) 그리고 사구체여과율(GFR) 수치로 알 수 있다. 크레아티닌 정상치는 0.7~1.4mg/dL이다. 하지만 검사수치가 정상 범위라도 혈뇨나 거품뇨가 계속 나온다면 그냥 넘겨서는 안된다는 신호이다.

신부전은 신장에서 1분당 여과하는 혈액의 양에 따라 1~5기로 구분한다. 1분당 90ml 이상의 혈액을 여과해내면 1기, 60~89ml는 2기, 30~59ml는 3기, 15~29ml는 4기이며, 15ml 미만이면 투석이 필요한 5기에 해당한다. 크레아티닌 수치가 2.0mg/dL이라도 자각증상을 못 느끼는 환자도 있지만 이 수치는 신부전 3기에 해당한다.

다시 말해 건강한 신장에서 1분 동안 혈액을 깨끗하게 걸러주는 양이 90~120ml인데 크레아티닌 수치가 2.0mg/dL 정도면 1분 동안 피를 걸러줄 수 있는 양이 30~59ml 밖에 안 된다는 것이다. 따라서 만성신부전 3기 진단을 받았다면 신장에서 여과되지 못한 노폐물이 항시 혈액을 타고 온몸을 돌아다니고 있다는 사실을 잊어서는 안된다.

2020년도에 출간한 『영양치료의 힘』에서 소개했던 [사례 1] 이윤호 씨(남 67세 신장 169cm, 체중 72kg)와 [사례 2] 서상기 씨(남 67세 신장 169cm, 체중 72kg), [사례 3] 김윤수 씨(남 67세 신장 169cm, 체중 72kg) 등 세 사람은 소변에 거품이 나오는 증상 때문에, 영양치료를 시작한 사람들이다.

세 사람 모두 신장 기능을 평가하는 크레아티닌, 요소질소, 사구체여과율은 정상이었다.

[사례 1] 이 씨는 소변에서 거품이 나온 지 2년 정도, [사례 2] 서 씨는 3년, [사례 3] 김 씨는 6년 되었을 때 영양치료를 시작했다. 이 씨는 당뇨병 진단을 받고 약을 먹은 지 10년 됐고, 서 씨는 혈압약은 20년, 당뇨약은 10년 복용했으며 김 씨는 혈압이나 당뇨는 없었고 전립선암으로 방사선 치료를 받았던 사람이다.

서 씨와 이 씨는 영양치료를 시작한 지 6개월이 지났을 때 거품이 절반으로 줄었고 1년이 지났어도 가끔 조금씩 보인다고 했다.

전립선암으로 방사선 치료를 받았던 김 씨는 영양치료를 시작한 지 4개월이 지날 무렵 소변 거품이 절반으로 줄었고 8개월 만에 완전히 회복됐다.

전립선암으로 방사선 치료를 받았던 김 씨가 당뇨와 고혈압을 앓았던 사람들보다 더 빨리 회복됐다는 점에는 중요한 차이가 있다.

방사선 치료를 받으면 암세포가 파괴될 때 정상세포까지 손상을 입는데 특히 모세혈관이 가장 많이 파괴된다. 그러나 고혈압과 당뇨병으로 인한 모세혈관 손상은 급격하지 않은 대신 아주 오랜 시간을 두고 손상이 진행되었기 때문에 회복하는데도 그만큼 오랜 시간이 걸리는 것이다.

신장병을 악화시키는 혈압약

신장병 환자들에게는 통상 3종류 이상의 혈압약이 처방되며 4종류가 처방되기도 한다. 가장 많이 처방되는 혈압약은 ACE inhibitor(에이스 차단제)와 ARB이다. 이 두종류의 혈압약은 신장 기능 보존에도 도움이 된다고 보고되어 있다.

하지만 사실 혈압약은 신장의 모세혈관은 물론 모든 기관과 조직의 모세혈관까지 혈액공급을 억제할 뿐 아니라 칼륨배출을 억제하여 신장을 더 빠르게 손상시킨다.

물론 혈압이 위험할정도로 높다면 약을 사용하여 혈압을 조절해야 한다. 하지만 약으로 혈압을 낮추면 당장의 위험은 피할 수 있지만 대신 혈류가 느려져 혈관이 막히기가 쉽다. 혈압이 낮으면 혈액의 흐름의 느려지는데 그 영향은 혈액을 많이 소모하는 장기일수록 많이 받는다.

인체는 장기에 따라 소비하는 혈액량이 다르다. 심장이 내보내는 혈액의 50%가 소화기관인 장과 체내의 노폐물을 걸러주는 신장에서 소비된다.

따라서 혈압약을 5년이상 복용했고 소변에 거품이 계속 나온다면 검사결과 아무 이상이 없어도 모세혈관 덩어리인 신장 사구체가 상당히 손상된 것으로 보아야 한다. 5년이 넘도록 신장으로 가는 혈류를 감소시켰기 때문이다.

[사례 1]

윤대현 씨(남 64세 신장 168cm, 체중 65kg)도 『영양치료의 힘』에서 소개했던 사람이다. 마산에서 중소기업체를 운영하는 윤 씨는 27세 때 투석을 받기 시작하여 무려 30년 동안이나 투석을 받았던 사람이다.

1980년 당시 혈액투석실을 운영하는 기관은 서울의 세브란스병원과 가톨릭의대 성모병원, 서울대학병원 정도였고 지방에는 없었다.

윤 씨는 투석을 받기 위해 일주일에 3번씩 서울을 가야 했다. 다행히 윤 씨는 모친의 신장을 이식받아 투석의 고통에서 벗어날 수 있었다. 하지만 불과 2년 만에 다시 투석을 받아야 했다. 다시 일주일에 3번씩 서울을 오가야 했던 윤 씨는 동생을 통해서도 신장이식을 받았지만, 그것도 5년을 넘기지 못했다.

이식한 신장의 수명은 수혜자와 공여자의 세포적합도에 따라서 차이가 있지만, 식생활의 영향을 가장 많이 받는다. 신장이식을 받은 후에도 이전의 잘못된 식생활을 계속한다면 이식한 장기의 수명은 오래가지 못한다.

윤 씨는 최근 골다공증으로 인한 척추압박골절로 수술을 받아야 했고 이어서 고관절 괴사로 또 수술을 받아야 했다. 그 후로는 허리와 다리에 힘이 없어 앉았다가 일어서는 것이 힘들고 걷다가 주저앉을 때도 있다며 얼굴에 근심이 가득했다

투석을 오래 한 환자들은 투석중에 칼슘이 계속 빠져나가기 때문에 척추 골절이나 고관절 골절이 발생하기 쉽다. 고관절 골절은 사망률이 매우 높은 위험한 질환이다

윤 씨는 신장병에 대한 기본처방으로만 영양치료를 시작했다. 4개월이 지나자 시커멓던 얼굴에 혈색이 돌았다. 투석 후에 오는 심한 피로감도 느껴지지 않는다고 했다. 그뿐 아니라 허리와 다리에 힘이 생겨 하루 40분 이상 걸을 수 있을 정도로 근력이 회복되었다.

예로부터 병을 자랑하라고 한 것은 자신의 병을 알리다보면 다양한 치료법을 만날 기회가 그만큼 많아지기 때문에 생긴 속담일 것이다.

윤 씨는 그렇게 오래 병을 앓았어도 누구에게도 자신의 병에 대해 이야기 한 적이 없었다고 한다. 윤 씨가 영양치료에 대해 알게 된 것은 필자의 책을 통해서다.

[사례 2]

서영준 씨(남 57세, 신장 171cm, 체중 61kg)는 당뇨합병증으로 투석을 받게 되었고, 일주일에 3번씩 투석을 받는 데다 간염까지 겹쳐서 심신이 극도로 지쳐 있을 때 지인의 소개로 필자의 책을 읽게 되었다.

책을 읽고 상담을 요청했는데 질문이 너무 많아 상담 시간이 한 시간이 넘게 걸렸다. 중견기업을 경영하고 있는 서 씨의 하루 스케줄은 건강한 사람도 감당하기 힘들 정도로 과중하였다.

바쁘고 피곤이 겹치는 생활로 식이요법도 지키지 못했고 운동은 꿈도 못 꾸는 상황이었다.

영양치료를 시행해도 식이요법과 운동을 병행하지 않으면 이미 간염이 발생했듯이 계속 더 많은 합병증이 발생할 것이니 철저한 식이요법과 조금씩이라도 운동을 할 것을 강권했다.

영양치료를 시작하고 2개월이 지날 무렵 서 씨로부터 간 수치와 신장 수치가 동시에 떨어졌다는 반가운 전화를 받았다. 투석을 마친 후에 나타나던 몸의 탈진 현상도 많이 줄었다고 한다.

4개월이 지나자 같이 투석을 받는 환자 중에서 서 씨의 얼굴 혈색이 제일 좋다는 말을 간호사들로부터 들었다며 많이 기뻐했다.

건강에 자신감이 생기면서 서 씨는 몸에 변화가 생길 때마다 필자에게 전화를 걸어온다. 그렇게 2년이 지나자 속 깊은 이야기도 털어놓을 만큼 가까워졌다.

하루는 다른 때보다 훨씬 기분 좋은 목소리로 전화가 왔다. 정상적인 부부생활을 할 수 있게 되었다는 것이다. 당뇨약과 혈압약을 복용하고 7년 정도 지나서부터 발기부전이 와서 부부사이가 멀어져 많이 힘들었는데 투석으로 인해 심신 상태가 최악인 상황에서 새벽 발기가 정상으로 되는 것이 너무 신기하고 놀랍다고 했다.

영양치료 처방의 핵심은 모세혈관을 살리는 것이다. 투석을 받을 정도면 신장의 모세혈관은 회생이 불가능하지만 다른 부위의 모세혈관은 어느 정도 회복이 가능하다. 음경은 모세혈관 덩어리로 되어 있어 발기 시에 많은 양의 혈액을 저장할 수 있도록 되어있다. 발기가 된다는 것은 음경의 모세혈관으로 혈액이 잘 통하게 되었음을 보여주는 것이다.

투석환자의 경우 사실 합병증만 막아주어도 대단한 성과라고 할수 있다. 서 씨는 이미 망막증(당뇨병으로 인해 망막의 말초혈관에 순환장애가 일어나 발생하는 합병증) 수술을 받은 사람이다. 또 어떤 합병증이 발생할지 모르는 상태에서 발기부전이 회복되었다는 것은 많은 것을 시사해주는 것이다.

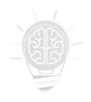

단백질을 많이 먹으면
신장이 망가진다

미국 질병통제예방센터(CDC)에 의하면 미국 성인의 10%에서 3기 이상의 만성 신부전이 있으며 2천만 명 이상의 환자들이 있다고 보고되고 있다.

그러나 이들 중에서 투석을 받거나 신장 이식수술을 받는 환자는 극히 일부에 불과한 것으로 보고되고 있다. 3기 이상의 환자들은 투석치료나 신장이식을 할 정도의 단계까지 가기도 전에 대부분 심혈관질환으로 사망한다는 것이다.

미국은 전 세계에서 육류, 특히 소고기 소비량이 가장 많은 나라이다.

단백질을 과도하게 먹으면 신장 손상은 피할 수 없다. 이는 단백질이 분해되면서 생기는 암모니아 때문이다. 단백질을 장기간 과하게 섭취하면 암모니아를 걸러내는 신장이 그것을 감당하지 못해 망가지게 된다. 고기를 많이 먹는 사람들에게는 독특한 냄새가 난다.

서양인들에게 나는 독특한 체취 그것이 바로 암모니아 냄새이다. 특정한 질병이 있는 경우도 그렇다. 신장병은 암모니아 냄새, 당뇨병은 달고 신 듯한 냄새, 위염, 위궤양, 진행성 위암, 위식도역류 질환 등 위장 관련 질환이 있을 때는 썩은 계란 냄새와 같은 냄새가 날 수 있다.

단백질을 섭취하면 췌장효소에 의해 아미노산으로 분해되어 장에서 흡수되어 이것이 우리 몸에 필요한 혈액을 만들고 세포를 만드는 원료가 된다. 그러나 체내에서 소화되어 분해되는 과정에서 암모니아와 요산 등이 발생하게 되는데 요산과 암모니아가 많아지면 신장에 과부하가 걸리게 된다.

건강한 사람들은 단백질을 웬만큼 과식해도 바로 문제가 되지는 않는다. 단백질의 부산물인 암모니아는 독성이 없는 요소로 바뀌어 신장에 저장됐다가 소변이나 땀 등의 형태로 몸 밖으로 배출되기 때문이다. 그러나 신장이 약해진 환자는 제대로 배출하지 못하므로 독소가 혈액중에 쌓이면서 간과 뇌와 기타 장기를 위험에 빠트리고 생명까지도 위험한 일이 발생하게 된다.

국제신장학회에서 권고하는 콩팥병 환자 일일 단백질 섭취량은 체중 1kg당 0.4~0.8g이다. 체중 60kg의 경우, 소고기 100g당 단백질이 32g 들어있으므로 소고기를 먹는다면 하루 75~150g 정도 필요하다. 그러나 매끼 먹는 밥이나 반찬에도 약 6g(하루 18g) 정도의 단백질이 들어있기 때문에 동물성 단백질은 하루 50~100g으로 제한해서 먹어야 한다.

그리고 신장이 2시간 이내에 거를 수 있는 단백질의 양은 20g밖에 되지 않으므로 하루 권장량을 3끼에 나눠서 먹도록 해야 한다. 그러면 남아있는 신장기능도 지키고, 몸에서 필요한 단백질도 보충할 수 있다. 또한 가능한 소고기, 양고기, 염소고기, 오리고기 중에서 먹는 것이 유익하며 섭취량 이상의 양을 먹으면 신장이 감당하지 못한다는 사실을 꼭 기억해야 한다.

단백질을 아예 안 먹으면 빈혈이 심해지고 근감소증이 오며 알부민 수치가 떨어지게 된다. 알부민 정상 수치는 약 3.7 ~ 4.9 g/dL이며, 2.5g/dL 이하가 되면 혈액에 끈기가 없어지고 혈관 내 수분이 밖으로 빠져나가 복수가 차고, 부종이 생기게 된다.

단백질을 아예 안 먹으면 빈혈이 심해지고 근감소증이 오며 알부민 수치가 떨어지게 된다. 알부민 정상 수치는 약 3.7 ~ 4.9 g/dL이며, 2.5g/dL 이하가 되면 혈액에 끈기가 없어지고 혈관 내 수분이 밖으로 빠져나가 복수가 차고, 부종이 생기게 된다.

필자가 신장병 환자들에 필요한 제품을 개발하여 보급한 지는 22년이 되었다. 2001년도에 『천연산물의 위력』을 출간한 이후 매년 환자수가 늘어났고, 환자수가 많아지는 만큼 신장병에 대한 깊은 관찰과 임상경험도 풍부해졌다. 이에 2012년 『세포를 알면 건강이 보인다』, 2019년 『만성병 난치병 영양치료』, 2022년 『혈관을 살리는 영양치료』를 출간하게 되었다.

오랜 기간 축적된 체험사례들을 보면 크레아티닌 수치가 2.0mg/dL 이하인 신장병 환자들의 체험사례는 몇 되지 않는다.

크레아티닌 수치가 2점대 미만이고 칼륨 수치가 정상인 경우, 생채소와 해조류를 충분히 섭취할 수 있다. 이런 사람들이 정상수치로 회복되는데는 그리 오래 걸리지 않는다. 그러나 수치가 정상 범위라도 신장은 50% 이상 손상되어야 진단이 내려지는 만큼 초기부터 단백질 섭취는 물론이고 식이요법에 방심해서는 안된다.

신장병 4기에 해당하는 사람들도 단백질 섭취만 잘 관리하면 투석을 받지 않고 살아갈 수 있는데 다음 사례를 참고하여 그 이유를 잘 이해하기 바란다.

[사례 3]

조수형 씨(남 59세, 신장 178cm, 체중 70kg)는 40대 젊은 나이에 고혈압과 당뇨, 통풍을 앓게 되었고 약을 14년 정도 복용한 이후 신부전 진단을 받았다. 서점에서 필자의 책을 보게 되었고 영양치료를 시작할 당시 크레아니틴 수치는 4.5mg/dL였다. 담당의사는 1년 이내에 투석치료를 받을 것을 예상하여 동정맥루 수술(투석을 받기 위해 팔의 동맥과 정맥을 인공적으로 연결해 혈관을 굵게 만드는 것)을 권유했다고 한다.

사무실을 방문한 조 씨와 이야기를 나누어보니 신장기능 외에는 필자와는 비교할 수 없을 정도로 몸이 건강했다. 워낙 건강해서 영양치료와 식이요법을 철저히 하면 투석을 받지 않고도 충분히 생활할 수 있을 것 같았다.

영양치료를 시작하고 4개월 후 크레아니틴 수치가 4.0mg/dL로 떨어졌다는 연락을 받았다. 크레아니틴 수치를 3점대로 낮출 수 있도록 음식관리를 더 철저히 할 것을 당부했다. 그러나 크레아니틴 수치는 더 이상 내려가지 않았고 4년 동안 4.5~5.5mg/dL 정도 오르락내리락 했다. 그러나 신부전 환자들에게 흔히 나타나는 부종이나 가려움증은 없었고 다른 합병증도 없었다.

5년째에 접어들 무렵 조 씨로부터 필자의 사무실을 방문하겠다는 전화가 왔다. 몸이 붓는 증상이 심하고 호흡이 어려워 병원에 갔더니 투석을 받아야 한다는 의사의 말을 듣고 찾아온 것이다. 많이 안타까웠지만 투석을 4년 늦춘 것으로 위안을 삼아야 했다.

조 씨가 투석을 시작한 지 5년쯤 되었을 때 급하게 전화가 왔다. 주말에 흉통(가슴 통증)과 호흡곤란이 와서 병원으로 달려가 검사를 받아보니 MRI 검사 결과 심장의 관상동맥 세 개 중 하나가 막혀있었다. 스텐트를 넣어 좁아진 혈관을 넓혀야 한다는 의사의 설명을 듣고 한참을 고민하다가 찾아왔다고 했다.

가슴 통증이 어느 정도인지 물어보니 병원에 갔던 날은 아주 심했지만, 지금은 크게 못 느낀다고 했다. 필자는 모세혈관을 넓혀주는 제품의 섭취량을 2배로 늘리고, 걷는 운동을 평소보다 30분 더 늘릴 것을 당부했다.

두 달 후 다른 병원을 찾아가 정밀 진단을 받았는데 혈관은 좁아져 있지만 스텐트 시술을 받을 정도는 아니라고 했다.

위기를 넘긴 조 씨는 이제는 영양치료와 운동, 식이요법을 더 철저히 하겠다고 했다.

하루는 조 씨로부터 전화가 와 투석치료를 시작하기 얼마 전에 있었던 일을 듣게 되었다. 그동안 삼겹살이 너무 먹고 싶었는데 참고 또 참다가 결국 먹었다는 것이다. 한두 달도 아니고 4년 동안이나 엄격하게 식단을 제한하다 보니 예전에 하루가 멀다하고 즐겼던 삼겹살이 그렇게 먹고 싶었다고 한다. 삼인분을 아들과 나누어 먹었는데 그것도 이틀을 계속 먹었다는 것이다.

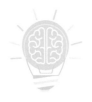

자연치유 병원과
영양치료

요즘은 현대의학을 전공한 의사들중에 약을 처방하지 않고 식이요법으로 병을 고치는 자연치유병원을 개설하거나 약이 하지 못하는 부분을 보완하는 보완통합의학을 하는 분들이 늘고 있다.

필자가 아는 두 병원 중에 한 병원은 식이요법만으로 질환을 케어하고 있고, 또 한 병원은 음식에서 부족한 영양소를 기능성 식품으로 보완하고 있다.

병원은 두 곳 다 산속에 있으며 한 병원의 주식은 유기농 현미와 현미찹쌀을 반반 섞은 것이고 부식은 야채와 과일이며, 다른 한 병원은 백미로 지은 밥도 있고 부식도 다양한 편이다. 이곳에서 시행하는 프로그램 중에 제일 짧은 코스는 12박 13일 짜리가 있으며 두 병원의 공통점은 육류와 생선은 물론 우유나 계란 등 동물성 단백질을 일체 못 먹게 하는 것이다.

한 병원은 육류 대신 아미노산 건강식품으로 단백질공급을 대체하고 있다. 병원이지만 건강보험 혜택이 적용되지 않아 비용이 만만치 않다.

이렇게 3끼 밥을 먹는데 한 병원은 식사시간을 1시간 동안 건강강의를 들으면서 음식을 오래 씹게 한다. 밥과 반찬을 따로 씹는 것을 원칙으로 하고 많이 씹을 수 있도록 국이나 찌개는 아예 없다. 물도 식후 1시간이 지난 다음에 먹게 한다.

동물성 단백질을 완전히 끊고 야채와 과일 잡곡밥을 먹으면 오래 복용해왔던 약들을 줄이거나 끊기도 한다. 필자와 가까이 지내는 지인 한 분과 영양치료를 시행하던 몇 분이 그곳에서 경험한 결과를 필자에게 전해왔다.

한 분은 20년 동안 복용해오던 당뇨약과 인슐린 주사를 5일 만에 끊었다고 했다. 고혈압과 당뇨병 환자의 경우 대부분 좋은 결과가 나왔으나 만성신부전 환자는 그렇지 못했다. 만성신부전의 경우는 단백질을 따로 보충해 주지 않고 현미 채식만 했을 때 신장이 더 빨리 나빠진다는 것을 알 수 있었다. 현미 채식을 하고 투석치료를 더 빨리 받게 된 환자도 있었다. 근육이 빠지면서 크레아티닌 수치가 급격히 증가했기 때문이다. 이는 단백질이 부족하면 우리 몸은 근육을 분해해 에너지로 사용하기 때문에 나타나는 현상이다.

만성신부전이 아닌 다른 질환이라면 스트레스 없는 쾌적한 환경 속에서 운동과 유기농으로 지은 채소와 과일을 먹으면서 생활한다면 많은 부분 건강을 회복하게 될 것이다.

하지만 그곳에서 나와 일상으로 돌아왔을 때 그러한 식습관과 생활습관을 그대로 유지할 수 있는 사람이 몇이나 될지 의문이다.

영양치료의 장점은 직장과 가정을 떠나지 않고 정상적인 생활을 하면서 할 수 있다는 것이다. 그리고 크레아티닌 수치가 2.0mg/dL(만성신부전 3기) 정도는 영양치료를 시행하면 수치를 정상 범위로 낮출 수 있다. 크레아티닌 수치가 4.0mg/dL 이상(말기신부전)인 경우도 영양치료를 시행하면 투석을 받지 않고 생활하는 것이 가능하다.

그러나 이들 가운데 어느 날 갑자기 투석을 받게 되는 경우를 볼 수 있는데 그 원인은 거의가 단백질 과다섭취였다.

만성신부전 환자가 단백질을 과식하는 것은 독약을 먹는 것과 같다. 그렇다고 육류를 전혀 섭취하지 않으면 근육이 빠지면서 신장이 더 나빠진다.

오랜 세월 길들여진 음식습관을 바꾸는 것이 얼마나 어려운 일인지는 환자들과 본인의 경험으로 충분히 안다. 그런데 최근 굼벵이를 원료로 개발한 천연소염제가 집밥 외에는 남의 집이나 식당에서는 한 끼도 마음놓고 먹지못하는 신장병 환자들에게 숨통이 트이는 반가운 소식이 되고 있다.

천연소염제에 함유된 굼벵이는 악혈과 어혈을 풀어주고 제거하여 혈액순환을 활성화시키는 기능이 뛰어나다. 굼벵이는 단백질이 58%나 함유된 고단백 식품이지만, 소고기나 닭고기 등 육류 단백질과 달리 오히려 혈전을 만드는 중성지방과 LDL콜레스테롤 수치를 낮춰준다. 최근 굼벵이에 혈액응고 억제, 혈전형성 억제, 혈소판응집 억제효과가 있다는 연구결과들이 속속 보고됐다. 이는 기존 한의서의 어혈을 제거한다는 효능을 뒷받침한다.

신장병 환자들에게 굼벵이 제품을 처방해주면 일주일에 한두 끼 정도는 맛집을 찾아 즐겨도 무방하다. 외식이 '그림의 떡'이었던 이들에게 소소한 즐거움이 될 것이다. 조금 더 자세히 말하면 신장이 2시간 이내에 거를 수 있는 단백질의 양은 20g밖에 되지 않지만, 아미노굼(천연소염제) 처방이 들어가면 40g 정도는 거를 수 있게 된다.

그러나 삼겹살은 정말 적게 섭취하길 당부 또 당부한다.

삼겹살은 신장 기능이 얼마 남지 않은 사람에게는 치명적이다. 돼지고기, 특히 삼겹살 부위는 포화지방산 함량이 40% 이상, 콜레스테롤은 100g당 95~100mg이 함유돼 있다. 삼겹살의 경우 1인분(180g)만 먹어도 혈관에 포화지방산과 콜레스테롤과 같은 노폐물이 쌓여 신장이 위험해진다.

조 씨는 투석을 시작한 후로는 철저한 식이요법을 실천한 덕분에, 투석을 받은 날 외에는 좋은 컨디션을 유지하고 있다. 그뿐만 아니라 투석을 시작하고 2~3년이 지나면 소변이 거의 나오지 않는 것이 일반적인데, 조 씨는 투석을 시작한 지 7년이 넘었으나 아직도 소변을 잘 보고 있다. 이는 잔여 신장 기능이 유지되고 있음을 보여주는 것이다.

조 씨 외에 영양치료를 시행하다가 투석을 받게 된 환자들은 5~10년이 지나도 조 씨와 같이 정상적인 소변을 보거나 소변량이 조금 줄어드는 정도다.

만성신장병에 대한
영양치료 처방

만성신장병의 원인질환은 75% 이상이 당뇨병, 고혈압, 사구체신염이다. 또 고혈압은 만성신장병의 원인이 되고, 만성신장병은 고혈압의 원인이 되는데 모두 '만성염증'이라는 공통점을 가지고 있다.

전신성홍반성루푸스도 만성적인 염증을 일으키는 자가면역질환이다. 간질성 신염, 신장 증후군, 막성 사구체신염을 일으킬 뿐 아니라 관절, 근육, 피부, 신경조직, 폐, 심장, 조혈기관 등 신체 곳곳에 염증을 일으키는 전신질환이다.

따라서 만성신장병은 혈관을 타고 돌아다니는 염증을 어떻게 잡느냐가 치료의 관건이다.

병원에서 치료를 받아도 염증 수치는 떨어지지만, 그 결과를 분석

하고 주목할 필요가 있다. 병원 치료나 영양치료 둘 다 염증을 치료한다고 하지만, 하나는 염증을 임시로 눌러놓는 것이고 다른 하나는 염증이 생기지 않는 몸으로 체내 환경을 바꾸는 것이니 엄청난 차이가 있는 것이다.

2022년에 출간한 『혈관을 살리는 영양치료』114 페이지를 보면 사구체신염 환자인 [사례 1] 조영호 씨와 [사례 2] 차민석 씨의 체험 사례가 소개되어 있다.

[사례 1] 조 씨는 스테로이드제와 면역억제제를 사용했고 [사례 2] 차 씨는 혈뇨와 단백뇨가 검출된지 20년이 넘었으나 약을 먹지 않았다. 차 씨는 감기약 하나도 잘 먹지 못할 정도로 위장이 약해 스테로이드제와 면역억제제를 먹지 못했다. 그 결과는 극명하게 나뉘었다.

조 씨는 결국 투석을 받게 되었지만, 차 씨는 혈뇨가 검출된 지 20년이 넘었고 단백뇨 수치도 높았으나 영양치료를 시작한 지 6개월 만에 혈뇨와 단백뇨 수치가 모두 정상으로 돌아오는 놀라운 결과를 얻게 되었다.

단백뇨 수치가 12년 넘게 3,500~4,000mg/dL로 높은 수치를 보이는 환자들도 있지만, 스테로이드제와 면역억제제를 사용하지 않고 영양치료를 시행한 사람들은 단백뇨는 계속 검출돼도 투석을 받을 만큼 신장기능이 악화된 사람은 없다.

화학적인 약물치료와 천연물질을 통한 영양치료의 차이를 한마디로 표현한다면 '악순환'과 '선순환'이라 하겠다.

당뇨나 고혈압에 의한 신장병은 서서히 진행되기 때문에 스테로이드제나 면역억제제를 사용해야 할 만큼 급격하게 염증반응을 일으키지는 않는다.

그러나 사구체신염이나 전신성홍반성루푸스의 경우 염증반응 물질이 계속 분비되므로 심할 때는 스테로이드제나 면역억제제를 처방해 염증을 치료한다.

스테로이드제가 염증반응을 억제하는 원리는 면역세포가 손상 부위로 가지 못하도록 혈관을 수축시키는 것이다. 염증반응이란 손상부위를 치유하기 위해 혈액이 집중적으로 몰리는 현상인데 스테로이드제가 이것을 억제하는 것이다. 혈액이 가지 않으면 일시적으로 염증수치를 낮추는 듯 보이지만 계속적으로 혈액이 차단된다면 결국 세포는 죽거나 기능을 잃게 된다.

만성신장병 환자의 혈관은 오랜 세월에 거쳐 손상이 진행된 상태인데 여기에 혈관을 수축, 손상시키는 약들을 장기간 복용한다는 것은 그만큼 세포와 조직을 죽이는 행위와 다름이 없다.

영양치료에 사용되는 천연소염제 '아미노굼'과 '에이스굼'은 굼벵이를 원료로 만든 제품이다. 굼벵이는 간에서 비롯되는 질병과 간 기능 회복에 대한 효능은 이미 알려져 있지만, 소염작용과 혈전을 분해하는 효과도 놀랍다. 그래서 굼벵이 제품을 섭취하면 염증수치와 혈전수치가 동시에 떨어지게 된다.

그동안 굼벵이 제품을 환자들에게 임상을 해본 결과 식이요법을 완벽하게 지키지 못해도 염증과 혈전이 빠르게 잡혀서 식이요법으로 인한 환자들의 어려움을 많이 해소하게 되었다.

신장병의 종류는 다양하지만 영양치료 처방은 크게 다르지 않다. 기본 처방은 '키토라인골드', '채움후', '징코후' 또는 '키토라인골드', '채움후', '스피센스골드'등 3가지이다.

'키토라인골드'는 신장에서 여과되지 못해 혈액을 타고 온몸을 돌아다니는 요산, 요소, 크레아티닌 등 노폐물 배출을 촉진해준다. '채움후'는 신장의 사구체(모세혈관 덩어리)가 파괴되면서 신장이 쪼그라드는 것을 막아주고, 혈관에 염증이 생기지 않도록 혈관 내벽을 재생, 강화해주는 기능이 있다. '스피센스골드'는 엄격한 식이요법으로 인해 부족한 영양소(단백질, 비타민, 미네랄)를 보충해주고, 정맥의 탄력 향상과 모세혈관 투과성을 정상화해준다.

한여름에도 손발이 차고, 냉기를 느끼는 경우 '스피센스골드'대신 '징코후'를 처방한다.

말기신부전으로 단백질을 전혀 섭취할 수 없을 때는 '스피센스골드'와 '아미노굼' 또는 '에이스굼'을 통하여 단백질을 공급받을 수 있다.

사구체신염과 IgA신증과 루푸스 신염의 경우 면역세포가 과잉 면역반응을 일으키지 않도록 조절해 주는 '채움에이스'와 혈관에 염증이 발생하여 신장 사구체가 파괴되는 것을 막아주는 '채움후' 그리고 천연소염제 '아미노굼' 또는 '에이스굼'을 처방한다.

고혈압이나 당뇨 합병증으로 만성신부전 4기 판정을 받았다면 기본 처방에 항염증 작용이 강한 '아미노굼' 또는 '에이스굼'을 추가해야 한다. 제품의 기능성과 개발 동기에 관한 설명은 Part.7에 자세히 서술하였다.

　이전에 개발한 천연소염제는 식이요법을 철저하게 지키는 사람들에게는 효과가 있었으나 식습관과 생활습관을 바꾸지 못한 분들은 그렇지 못했다. 식습관과 생활습관을 바꾼다는게 얼마나 어려운 줄 알기에 좀더 효과적으로 작용하는 강력한 천연소염제를 개발하기 위해 정말 많은 날들을 고민하고 연구하였다.

　그러던중에 최근 개발한 굼벵이 제품을 본인은 물론 다급한 환자들에게 임상을 해본 결과 기대 이상의 효과를 거두었다. 환자들이 식이요법을 완벽하게 지키지 못해도 염증수치가 좋아지다보니 영양치료의 시너지효과가 대단했다.

　우리 몸에서 염증이 가장 먼저 나타나는 곳은 혈관이다. 콜레스테롤이 혈관벽에 쌓이는 일차적인 원인도 염증이다. 좁아진 혈관 때문에 영양분과 산소를 잘 전달받지 못하면 팔, 다리, 심장, 뇌 등 모든 세포가 죽거나 손상되면서 염증수치가 포화상태에 이르게 된다.

　필자의 이웃에 사는 장수보 씨는 모친이 루푸스 신염을 앓다가 49세 젊은 나이에 돌아가셨다고 한다. 루푸스 신염은 자가면역질환인 전신성홍반낭창의 치명적인 합병증이다.

　장 씨 모친은 병원에서 치료를 받다가 쇼크로 의식을 잃었는데 그 이후로는 집안에서 거의 누워서 지냈다고 한다. 그때 굼벵이가 좋다는 이야기를 듣고 굼벵이를 구하기 위해 초가집 하나를 물색하여 스레트 지붕으로 바꿔 주기로 하고 지붕 볏짚을 털어 굼벵이를 구해 달여서 먹게 했는데 효과를 많이 봤다고 한다.

기력을 못차리고 금방 돌아가실 줄 알았던 모친이 굼벵이를 먹고 점차 기운을 회복하여 5년을 더 사셨다고 한다. 굼벵이에 관해 유사한 사례들을 심심찮게 들을 수 있었는데 완치가 어려운 만성신장병 환자에게 이보다 더 좋은 소식은 없을 것이다.

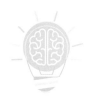

크레아티닌 Creatinine 정상수치 0.7~1.4㎎/㎗

요소질소 BUN 정상수치 10~26㎎/㎗

사구체여과율 GFR 분당 90~120ml

단백뇨 Protein 정상수치 120~150㎎/ℓ

혈뇨 RBC Count 정상수치 4~5/HPT

알부민 1+(소변에 알부민 30㎎ 함유) 2+(알부민 100㎎)

　　　3+(300㎎) 4+(1,000㎎ 이상)

칼륨 Potassium 정상수치 3.5~5.5mmol/ℓ(7.0 응급상황)

요산 Uric acid 정상수치 3~7㎎/㎗

인 Phosphorus 정상수치 2.5~4.3㎎/㎗

헤모글로빈 Hemoglobin 정상수치 13.0~17.0g/㎗ 이다.

크레아티닌과 요소질소, 요산은 체내에서 에너지로 사용된 단백질의 노폐물이다. 신장에서 혈액의 노폐물을 걸러내지 못하는 만큼 수치가 올라가게 되므로 크레아티닌 수치와 요소질소 수치로 신장 손상 여부를 확인한다.

사구체여과율이란 신장이 혈액을 걸러내서 노폐물을 소변으로 배출시키는 비율, 즉 신장이 1분 동안에 깨끗하게 걸러주는 혈액의 양을 말하며 건강한 사람의 사구체 여과율은 분당 90~120ml 정도이다.

만성신부전은 신장에서 1분당 여과하는 혈액의 양에 따라 1~5기로 나눠진다. 1분당 90ml 이상의 혈액을 여과해내면 1기, 60~89ml는 2기, 30~59ml는 3기, 15~29ml는 4기이며, 15ml 미만이면 투석이 필요한 5기에 해당한다. 크레아티닌 수치가 2.0mg/dL 이상 올라가도 자각증상을 못 느끼는 사람도 있지만 이 수치는 신부전 3기에 해당되는 높은 수치이다.

그러므로 크레아티닌은 0.7~1.4mg/dL 까지 정상 수치라고 하지만 1.0mg/dL 이상 나오거나 소변이 탁하고 거품이 계속 나오거나 암모니아 냄새가 난다면 이때부터 신장을 관리해야 한다. 만일 시기를 놓쳤다면 고혈압이나 당뇨가 있는 환자들은 크레아티닌 수치가 2.0mg/dL에서 멈출 수 있도록, 당뇨나 고혈압이 없는 신장병 환자들은 3.0mg/dL에서 진행이 멈출 수 있도록 모든 수단과 방법을 다 동원해야 한다. 크레아티닌 수치가 2.0mg/dL 이상 올라가면 완전한 치료는 불가능하다.

만성 신부전증 환자의 식이요법

만성 신부전증 환자들은 신장에서 걸러지지 못한 노폐물이 혈관을 타고 온몸을 돌고 있다는 사실을 잠시도 잊어서는 안 된다.

따라서 술 담배는 말할 것도 없고 나쁜 탄수화물(사탕, 초콜릿, 백설탕, 탄산음료), 포화지방(쇠기름, 돼지기름, 닭 껍질, 버터 등)과 트랜스지방이 들어 있는 음식은 절대 금해야 한다.

특히 트랜스 지방이 들어있는 음식을 조심해야 하는데, 트랜스 지방이란 액체 상태의 식물성 기름을 마가린, 쇼트닝과 같은 고체나 반고체 상태로 가공할 때 생성되는 전이지방을 말한다. 기름에 튀긴 음식과 빵, 도넛, 과자, 케익, 피자, 파이, 쿠키, 크래커와 같은 가공식품, 코코아 분말, 팝콘, 마요네즈, 수프, 유제품, 어육제품 등에 많이 들어있다.

단백질은 우리 몸을 구성하는 영양소 중 가장 높은 비율을 차지한다. 또한 세포의 주요 구성성분이기 때문에, 매일 섭취하는 것이 중요하다. 그러나 단백질은 과하면 신장이 망가지고 부족하면 근육량이 줄고 면역력도 약해져 각종 질환의 위험이 높아지므로 섭취량을 잘 조절해야 한다.

단백질은 식물성 보다 육류, 생선, 우유, 계란 등의 동물성 단백질이 체내 이용률이 높다.

그러나 동물성 단백질은 대사과정에서 발생하는 노폐물뿐만 아니라 사육과 가공 과정에서 사용하는 신경안정제, 성장촉진제, 각종 항생제 등의 화학물질도 신장을 통해 배설되므로 신장에 큰 부담을 주게 된다.

따라서 동물성 단백질은 한끼에 30g 정도로 엄격하게 제한해야 한다. 체중 1kg당 0.5g 정도가 적합하며 투석을 받는 환자들은 단백질 소실을 감안하여 체중 1kg당 0.8~1.0g 정도가 적정하다.

소고기나 오리고기, 양고기를 천천히 오래 씹어서 침이 충분히 분비되었을 때 삼키는 것이 좋다. 육류와 야채, 과일 등에 함유된 각종 항생제와 방부제, 성장호르몬제 등의 화학물질을 해독하기 위함인데 오래 씹을수록 침의 분비량이 늘어나 해독 효과가 높아지면 그만큼 신장의 부담도 줄게 된다.

생선은 우럭이나 가자미, 광어, 명태, 대구 등 흰살 생선을 권하는데 그 이유는 대사과정에서 노폐물이 많이 발생하지 않으며 오메가3 지방산도 함유되어 있기 때문이다.

탄수화물은 현미, 보리, 율무 등 체질에 맞는 잡곡을 백미와 섞어서, 지방은 올리브유나 들기름, 참기름 등을 통하여 섭취하는 것이 좋다.

참고로 잡곡밥과 올리브유, 참기름, 들기름 등의 지방은 체내에서 에너지로 이용된 후에 이산화탄소와 물로 변해 소변이나 땀 또는 호흡에 의해서도 체외로 배출되기 때문에 신장에 부담을 주지 않는다. 참기름, 들기름은 칼로리도 높은 편이다.

다시 정리를 하면 신장병 환자들은 양질의 단백질(쇠고기, 오리고기, 양고기 등)과 복합탄수화물(현미, 통밀, 율무 기타 잡곡류) 지방(올리브유, 참기름, 들기름) 그리고 미량영양소(비타민, 미네랄) 섭취량을 잘 조절해야 한다. 단백질과 탄수화물 섭취량을 줄이는 반면 올리브유와 들기름 등 식물성 지방과 미량영양소 섭취를 높여 노폐물을 많이 남기지 않고 에너지로 전환될 수 있도록 만들어주어야 한다.

미양영양소는 우엉, 당근, 연근, 파, 참마와 같은 뿌리채소와 다시마, 미역, 파래, 톳, 김 등의 해조류를 통해 섭취하는 것이 좋다. 야채와 해조류에는 칼륨이 많이 함유돼 있지만, 신부전 3기까지는 칼륨에 대한 부담은 갖지 않아도 된다.

칼륨 수치가 높아지면 몸이 저리거나 마비증상이 나타날 수 있고 심하면 심장에 쇼크를 일으키지만, 칼륨이 부족해도 고혈압, 뇌졸중,

저혈당, 부정맥, 무력증, 근육마비, 신경장애 등이 생길 수 있다.

특히 근육이 무기력해지고 몸이 무거워지는데 다리에 쥐가 자주 난다면 칼륨 부족일 가능성이 높다. 인도 마찬가지다. 인을 너무 많이 섭취하면 문제가 되지만 부족해도 뼈 조직이 약해지므로 수치를 체크하면서 섭취량을 조절해야 한다.

오랜 세월 동안 형성된 식습관을 바꾸는 일이 결코 쉬운 일이 아니지만 어떻게 해서라도 이겨내야 한다. 식습관을 바꾸지 못하면 투석이나 이식을 받는 것 외에는 다른 방법이 없다. 투석이나 이식을 받고 음식을 마음대로 먹을 수 있다면 좋겠지만 전혀 그렇지 못하다.

이식을 받아도 식습관을 바꾸지 않으면 이식을 받은 신장의 수명이 오래가지 못한다.

투석치료를 받게 되면 일주일에 3일은 병상에서 4~5시간을 보내야 하며 갈증이 나도 물을 마음대로 먹을 수 없다.

또한 투석 치료는 노폐물 배설과 혈액·체액 성분 조절 등에만 도움을 줄 뿐 혈압 조절, 조혈, 호르몬 분비 등의 중요한 작용은 대신하지 못한다.

따라서 빈혈, 고혈압, 골장해(骨障害) 등 증상은 여전히 남아있으며 소변을 만드는 기능도 상실된다. 이런 까닭에 말기신부전 환자들의 5년 생존율이 암환자보다 더 낮은 것이다. 질병관리본부에 따르면 말기신부전 환자의 5년 생존율은 남자 65.3%, 여자 68%이다.

당뇨병에 의한 말기신부전 환자의 5년 생존율은 56.9%로 더 낮다. 유방암, 위암, 대장암의 5년 생존율이 각각 91.5%, 73.1%, 75.6%인 것과 비교해도 낮은 수준이다.

심혈관계 합병증에 따른 사망률도 높다. 2011년 국제신장질환단체(KDIGO)가 전 세계 120만 명을 대상으로 진행한 21개 연구를 분석한 결과, 말기신부전 환자의 경우 심장병과 뇌혈관질환에 따른 사망률이 최대 8배 높았다.

게다가 혈액투석 환자가 매년 증가하고 있어 건강보험 재정에도 주요 압박요인이 되고 있다. 식이요법을 철저히 시행하여 투석을 받지 않게 되면 환자 자신뿐 아니라 국가에도 큰 도움을 주는 것이다. 혈액투석으로 지출되는 건강보험 재정이 매년 1조원을 넘어서고 있다.

투석을 받는 것 보다는 신장이식 수술을 받는 것이 생존율과 삶의 질을 훨씬 더 높일 수 있다. 하지만 장기 이식 대기자가 워낙 많다 보니 지금까지 이식을 받은 사람들의 통계를 보면 고작 6%에 불과한 것으로 나타났다.

어렵게 이식을 받아도 안타깝지만 생존율이 그리 높지는 않다.

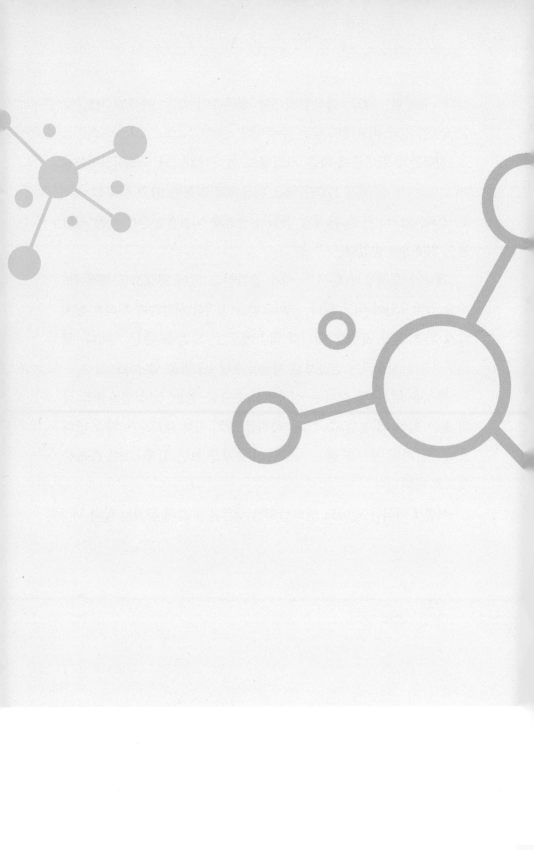

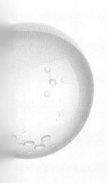

Part. 4
디스크·척추관협착증
·회전근개파열
시술·수술 후유증 **영양치료**

척추·관절의
영양치료

목, 어깨, 척추, 허리, 무릎, 등 근골격계 질환의 만성통증은 척추 관절의 불안정성이 주요 원인이다.

따라서 통증은 관절과 그 주변조직에 문제가 있다는 것을 알려주는 신호인데 대부분은 약물치료나 주사치료를 통해 통증을 해결하려는 것이 질환을 심각하게 만드는 2차요인이 되고 있다.

일반적으로 사용하는 소염진통제는 반복하여 사용할수록 혈관을 수축시켜 혈류를 차단한다. 이는 임시로 통증은 덜한듯하나 증상은 이전보다 훨씬 악화되고 시술이나 수술을 피할 수 없게 만든다.

시술이나 수술이 불가피한 경우가 있지만, 척추가 불안정한 상태에서 시술이나 수술을 받게 되면 진통제를 끊을 수 없는 상황에까지 이를 수 있다는 사실을 기억해야 한다.

근골격계 질환의 영양치료는 뼈와 연골 그리고 척추와 그 주변의 인대, 힘줄, 근육, 신경 등을 재생 및 강화하여 척추와 관절의 안정성과 기능을 회복하는데 중점을 둔다.

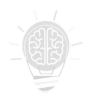

디스크·척추관협착증·회전근개파열 시술·수술 후유증 영양치료

사람들이 아플 때 많이 쓰는 표현 중에 "뼈마디가 시리다"는 말이 있다. 특히 노인들이 많이 쓰지만 50대를 넘어선 갱년기 여성들도 이 말을 자주 한다. 남성들도 예외는 아니다.

의학적으로 근골격계 질환이란 흔히 말하는 목, 허리 디스크를 비롯한 어깨, 손목, 무릎 등의 관절 부위 질환을 통칭하는 것이다. 근골격계 질환의 가장 일반적인 증상은 한마디로 정의가 된다. 통증이다.

작은 활동에도 극심한 통증이 있다보니 환자들은 쉽게 병원을 찾게 되고 의사가 처방하는 약물치료, 주사, 시술, 수술, 또다시 약물치료의 순서를 반복하는 것이 근골격계 환자들이 겪는 치료의 모습이다.

따라서 근골격계 환자는 여러 병원을 전전하며 수차례에 걸쳐 시술과 수술을 받았음에도 통증을 비롯한 여러 증상이 여전하다면 그동안 받아왔던 치료가 어떤 치료였는지 꼼꼼하게 확인해 볼 필요가 있다.

통증은 우리 몸 어딘가에 이상이 발생했음을 알려주는 경보장치와 같은 것이다. 통증은 아프지만 나쁜 것이 아니라 우리 몸을 보호하려는 신호이다.

목, 어깨, 척추, 허리, 무릎, 등 근골격계 질환으로 인한 만성통증의 원인은 관절의 불안정성과 관계가 깊다. 척추와 관절의 안정성은 인대, 힘줄, 관절낭, 근육, 신경계 등이 함께 원활히 작동해야 유지된다. 만성통증은 척추와 관절 그 주변 조직에 문제가 있다는 것을 알려주는 신호인 것이다.

허준은 동의보감에서 '통즉불통이요, 불통즉통'이라고 했다. 곧 피가 잘 통하면 통증이 없고, 피가 막히면 통증이 생긴다는 뜻이다.

따라서 근골격계 질환으로 인한 통증은 어떻게 치료하느냐에 따라 그 결과는 크게 달라진다. 대다수의 사람들은 통증이 생기면 약을 통하여 해결하려고 한다. 하지만 약국과 병원에서 처방해주는 약들은 혈관을 수축시켜 혈액을 차단하기 때문에 척추 관절과 그 주변 조직을 더 악화시킨다.

다시 말해 소염진통제를 사용하면 통증이 억제되는 시간만큼 척추와 관절을 이루는 뼈와 인대, 힘줄, 신경 등은 더 손상을 입게 된다는 것이다.

증상이 가벼울 때는 한두 번 약을 사용하면 증상이 사라지지만, 만성통증은 그렇지 않다. 약 기운이 떨어지면 다시 통증이 생기게 되고 시간이 흐르면서 복용량도 늘어나게 된다. 약을 많이 먹더라도 통증이 재발하지 않으면 좋겠지만 그렇게 될 수가 없는 것이다. 게다가 염증을 누르려고 먹는 약물들은 예외 없이 간과 콩팥을 손상시킨다.

소염진통제가 듣지 않으면 더 강한 약을 처방받게 되는데, 이때 복용하는 약물들은 신경안정제나 스테로이드 계통의 약들, 심지어는 면역억제제와 같은 약도 있다.

효과가 강한 약일수록 증상을 더 악화시킨다. 왜냐하면 효과가 강할수록 혈관이 더 빨리 강하게 수축되기 때문이다. 특히 스테로이드제를 남용하면 당뇨병, 고관절괴사 등 심각한 대사질환이 생기게 되고, 질병부위의 보상작용으로 인해 인접관절에 2차 병변이 발생하기도 한다.

최근에는 정형외과나 통증클리닉에서 신경차단술을 받는 환자가 많은데 신경주사는 약물부작용과는 비교가 안되는 부작용이 따른다.

신경차단술은 신경주사, 블록주사, 씨암(C-arm)주사, FI주사, 뼈주사 등 다양한 이름으로 불리지만 명칭만 다를 뿐 모두 다 같은 스테로이드 치료를 의미한다.

신경차단술은 현재 의료계 권위 있는 의사들도 1년에 3~4회 정도로 제한해야 한다고 얘기하고 있으며, 세계 최초로 스테로이드를 개발하여 노벨상을 받은 미국 메이요클리닉에서도 스테로이드를 1년에 3~4회로 권고하고 있다.

이렇게 신경주사의 횟수 제한을 두는 이유는 스테로이드를 장기간, 반복해서 맞으면 뼈와 주변 조직이 녹아내린다는 표현을 할 만큼 증상을 악화시키기 때문이다.

특히 나이가 있는 환자들의 경우 한 병원에서만 치료를 받는게 아니라 여기저기 병원을 바꾸는 과정에서 신경주사의 오남용으로 마침내 수술도 할 수 없을 정도가 되어 결국엔 거동조차 못하는 경우도 허다하다.

이렇게 약물을 복용하거나 신경치료 등 증상치료에만 매달리다보면 결국엔 질병이 더 악화될 수밖에 없는데 병원에서는 당연한 순서처럼 수술을 권한다. 하지만 수술은 인접한 혈관과 신경조직을 비롯하여 주변조직의 일부가 손상되기 때문에 부작용과 후유증이 생길 위험이 더 높아지게 된다.

시술이나 수술을 받은 후에도 통증이 계속되고, 그전에 없었던 새로운 증상들이 나타나도 병원에서 해줄 수 있는 것은 진통소염제나 스테로이드제, 마약진통제, 신경차단술 외에 다른 처방이 없다.

우리 몸은 각 기관마다 기능은 다르지만 별개로 떨어진 조직이 아니라 서로 연결되어 상호작용하는 관계에 있다. 또한 최적의 기능을 발휘하기 위해 스스로 조절하고 균형을 유지하는 정밀한 생명체이다.

인체의 원리를 거스르는 치료 즉, 증상치료에만 연연하게 되면 종국에는 목, 어깨, 허리, 무릎, 고관절 등에 인공관절물로 대치해야 하는 상황이 초래될 수도 있다.

영양치료에 사용되는
천연소염제

영양치료는 뼈와 뼈 사이의 연골(추간판)과 척추 관절의 주변 조직을 지지해주는 인대, 힘줄, 근육 등을 재생, 강화하여 염증이 일어나지 않도록 하는데 중점을 둔다. 척추와 관절이 불안정한 상태에 있으면 염증반응이 계속해서 일어나기 때문이다.

또한 영양치료에 사용되는 천연소염제는 일반소염제처럼 혈관을 수축시켜 염증반응을 억제하는 것이 아니고 혈관을 열고 혈액순환을 촉진하여 염증을 치료해준다. 그뿐 아니라 혈전을 분해하는 인돌알칼로이드 성분이 함유되어 있으며 또한 양질의 단백질이 58%나 함유돼 있다.

병원에서는 소염제와 근육이완제를 함께 처방하는 경우가 많은

데, 소염제와 근육이완제를 병행하면 증상은 빨리 완화되지만 부작용은 더 심해진다.

근육이완제는 근육이 이완되면서 효과를 내기 때문에 장기간 사용할 경우 근육이 마치 오래 사용해서 늘어난 고무줄처럼 탄력을 잃게 된다.

영양치료에 처방하는 『녹천파워맥스』나 『천마파워골드』는 근육이완제와 달리 오래 사용해도 근육이 감소하거나 탄력이 떨어지지 않는다.

이 두 제품의 주성분은 '천마'인데, 천마에는 천연근육이완제로 불리는 마그네슘과 칼슘, 칼륨이 균형 있게 함유돼 있다. 마그네슘은 근육을 이완하고 신경을 안정시켜주며 칼슘은 근육을 수축시키는 반대의 성질을 가지고 있다. 또한 천마에는 진통, 진정, 항경련, 중추신경흥분억제 등에 약리작용이 있는 게스트로딘 성분도 다량 함유돼 있다.

그래서 천마는 예로부터 두통이나 현기증을 비롯해 팔다리의 근육이 굳어지고 감각이 없어지는 증상, 반신불수, 언어장애 등에 쓰여왔다.

증상이 너무 심해 근육이완제 사용이 불가피한 경우 최단기간만 사용하여야 한다.

근육은 골격근과 평활근, 심장 근육 등 여러 유형이 있다. 골격근은 뼈에 붙어서 신체 운동에 관여하며, 평활근은 동맥과 정맥, 장을 에워싸고 있는 근육이다. 혈관의 평활근은 혈류를 조절하기 위해, 장의 평활근은 소화기관의 음식과 대변을 이동하기 위해 수축과 이완에 관여한다. 심장 근육도 수축과 이완을 반복하며 인체 곳곳으로 피를 전달해 준다.

따라서 근육이완제를 장시간 사용했을 때 나타나는 부작용은 척추를 지탱해 주는 근육뿐 아니라 동맥과 정맥의 혈류를 조절하는 평활근과 심장 근육에도 수축과 이완의 균형이 무너진다는 사실을 기억해야 한다.

수술이나 시술을 시행한 이후 진통소염제와 근육이완제, 마약성 진통제 등을 사용할 경우 겪어야 할 부작용은 시술이나 수술을 받기 전과는 비교할 수 없다는 사실도 유념해야 한다.

척추질환과 관절질환에 사용하는 제품에 대한 설명은 Part.7에 자세히 서술하였다. 영양치료를 받는 사람들은 대부분 허리 디스크 척추관협착증 수술을 받은 후 수술받은 부위의 재발뿐 아니라 수술한 곳 위아래, 목, 어깨, 고관절, 무릎 등에도 몇군데는 퇴행이 진행된 상태였다.

먼저 다음의 사례를 보기 바란다.

서울 모 대학의 김정환 교수(67세)로부터 아침 일찍 전화가 왔다. 몹시 흥분한 목소리로 "정말 감사합니다. 앞으로 김 선생이 개발한 영양치료가 널리 알려지도록 주변에 적극 선전해 드리겠습니다. 제가 체험한 바로는 노벨상을 받고도 남을 만큼의 정말 엄청난 성과입니다"라는 말을 쏟아냈다.

김 교수는 허리 디스크 수술 2회와 양쪽 무릎 수술 2회로 총 4회 수술을 받았지만 보행이 어려울 정도로 척추와 관절이 많이 손상되어 자세가 좌측으로 기울어져 있었다.

오른쪽 무릎은 관절경 수술을 3회나 받았기 때문에 그것까지 치면 무려 여섯 번이나 수술을 받은 셈이다. 그래도 증상이 호전되지 않자 결국 양쪽 무릎에 인공관절을 넣는 수술을 받기 위해 병원을 물색하던 중에 필자의 책을 접하게 되어 수술을 연기하고 영양치료를 시작한 것이다.

신장 173cm에 체중 72kg의 스탠다드 몸을 가진 김 교수는 양쪽 무릎에 인공관절을 넣어야 할 정도로 안좋은 상황이었지만 영양치료 40일 만에 자세가 반듯해지고 세 시간 이상 걸을 수 있게 되었다며 놀라움을 금치 못해 전화를 한 것이다.

나는 "조금 호전되었다고 해서 절대 방심해서는 안 됩니다. 운동을 너무 무리하게 하면 다시 본래대로 돌아갈 수 있습니다."라고 주의를 당부했다.

그로부터 4개월이 지날 무렵 다시 전화가 왔는데, 이제는 테니스를 할 수 있을 정도라며 얼마나 좋아하던지 제품 개발자로서 큰 기쁨과 보람을 느꼈다. 세 번이나 수술을 받은 오른쪽 관절이 가끔 시큰거리긴 하지만, 그래도 테니스 한 게임 정도는 가볍게 칠 수 있게 되었다는 것이다.

경기도 용인시에 사는 안인환 씨(남, 60세)는 7세 때 척추결핵을 앓은 후 척추후만증 장애인(꼽추)이 되었는데, 하반신을 지배하는 중추신경의 장애로 목발에 의지해야만 보행이 가능할 정도였다. 거기에 설상가상으로 2년 전에는 요추3, 4번 디스크까지 탈출했다. 오랫동안 온갖 치료를 받았지만 효과를 보지 못해 낙심에 빠져 있을 무렵 지인의 소개로 필자가 이전에 출간했던 책을 읽은 후 상담을 요청해 왔다.

상담 후 영양치료를 하고 8개월이 지나자 도저히 믿기 어려운 변화가 나타났다. 척추를 감싸고 있는 연부조직에 탄력이 생기면서 밀려나온 디스크가 제자리로 들어가는 것은 물론, 항상 싸늘했던 손이 따뜻해졌고 한참 후에 발도 따뜻해졌다. 정말 믿기 어려운 일이 일어나기 시작한 것은 그 이후다.

하반신 쪽으로 혈액순환이 잘 된다는 것을 느끼기 시작한 때부터 약 3개월이 지나자 그동안 사용해 온 목발에 의지하지 않고도 걸을 수 있게 된 것이다. 젊은 사람도 아니고 60세나 된 사람이 어릴 때부터 사용해 온 목발 없이도 걸을 수 있게 된 것은 기적이라며 한참을 감격에 겨워 대화를 나누었다.

최근 20여년간 영양치료를 받은 환자들의 통계를 보면 척추관협착증 환자가 가장 많았고 허리 디스크, 목 디스크 환자들이 다음으로 많았다. 어깨 회전근개파열로 수술을 받았거나 수술 날짜를 잡았지만 수술을 미루고 찾아온 환자들도 상당수에 달했다.

두 분의 사례는 천연소염제를 개발하기 훨씬 이전의 사례를 옮긴 것이다.

두 사례와 같이 연골, 인대, 힘줄, 신경, 근육 등 근골격계를 이루는 구조물만 회복돼도 통증, 저림, 감각저하 등 수술 후유증이 많이 회복되었다.

앞으로 천연소염제를 사용하게 되면 회복 속도가 훨씬 빨라질 것이다. 특히 환자들이 통증 때문에 먹어야 하는 소염제나 스테로이드제를 빠른시간에 끊게 되면 회복도 회복이지만 간이나 신장을 보호할 수 있다는 것이 너무나 기쁘고 기대가 된다. 염증을 해결하는 천연소염제는 합성의약품과 달리 부작용이 없을 뿐만 아니라 성분 자체가 간 기능과 신장 기능을 높여주는 효능도 가지고 있다. 천연소염제의 주성분은 바로 '굼벵이'다.

굼벵이는 예전부터 간 해독에 효능이 있는 것으로 알려져 한방과 민간요법에서 약재로 사용되어 왔다. 굼벵이의 소염작용은 일반소염제와 반대로 혈관을 열고 혈액순환을 촉진하여 염증을 치료한다. 그뿐 아니라 혈중 노폐물이 결합된 혈전 덩어리를 용해시키는 '인돌알칼로이드'성분도 다량 함유돼 있다.

천연소염제로 인하여 회복이 빨라졌지만, 근골격계 질환은 척추와 그 주변의 관절, 인대, 힘줄, 근육, 신경 등이 함께 회복돼야 한다. 그래서 필자는 영양치료 후 통증이나 여러증상들이 사라져도 관절의 안정성을 높이기 위해 3~4개월 정도는 더 시행할 것을 당부한다. 인대와 힘줄의 유연성과 탄력이 회복되지 않으면 사소한 충격에도 관절이 원래 있어야 할 자리를 쉽게 이탈할 수 있기 때문이다.

척추관협착증 진단을 받았다면 더 오랜 관리가 필요하다.

척추관협착증 환자의 가장 대표적인 증상은 보행시 통증이 나타나 '가다-서다'를 반복하는 것이다. 이러한 증상은 오랜 세월에 걸쳐 척추관 뒤쪽의 인대와 관절이 점차 비대해지고 불필요한 가시 뼈들이 자라나 신경을 누르기 때문에 생기는 것이다.

척추관협착증은 오랜 시간에 걸쳐 서서히 나타나는 경우가 많아 증상이 심하지 않으면 방치하기가 쉬운데, 척추 끝에 있는 마미(馬尾) 신경이 손상될 때까지 방치해서는 안된다.

마미신경은 하복부, 방광의 감각기능과 운동기능에 관여하는 중요한 신경이다. 이 신경이 압박을 받으면 항문주위의 감각이 없어지면서 대소변 장애가 생기거나 발목과 발가락에 힘이 떨어지기도 한다.

척추관협착증은 급격히 악화되거나 호전되지 않는 특성이 있다 보니 비수술적치료와 수술치료를 비교한 연구들이 많이 있지만 완전한 치료법이라고 알려진 것은 없다

인대와 힘줄이 굳어지고 두꺼워지는 퇴행성 변화가 수술이나 시술

로 제거한 부위에만 진행된 것이 아니기 때문이다. 두꺼워진 인대와 힘줄을 긁어내면 당장은 편안하지만 수술로 손상된 인대와 힘줄은 더욱 약해져 시간이 지나면 이전보다 더 악화된 상태를 만들게 된다.

척추관협착증 외에도 어깨 회전근개파열과 목 디스크, 허리 디스크, 고관절, 무릎관절 수술을 받는 환자들이 매년 증가하고 있으며 실제 건강보험 재정에 부담을 주는 것은 처음 병원을 찾는 환자들보다 수술 후 재발하거나 후유증으로 치료를 받는 사람들이다. 특히 허리디스크의 경우 만성화된 환자들의 치료비가 전체 요통 환자의 90%를 차지하는 것으로 밝혀졌다.

아무리 간단한 수술이라도 몸에 메스를 가하기 때문에 수술 후 더 악화되거나 수술전에는 없던 새로운 증상들이 생기는 것은 당연한 현상이다.

최근 줄기세포를 이용한 치료가 주목을 받고 있지만 '줄기세포 치료' 역시 초기와 중기에만 효과가 있으며 효과가 지속되는 기간이 그리 길지 않다는 사실을 참고하기 바란다.

'자세를 보면 그 사람의 질병이 보인다'는 말을 들어본적이 있을 것이다. 자세를 유지하게 하는 근골격계는 곧 내장기관에 영향을 주기도 하고 받기도 하기 때문에 해부학적으로 정확한 표현이라고 생각한다.

필자 역시 많은 환자들을 경험하면서 근골격계 질환을 오래 앓은 사람들 대다수는 내장기관, 혹은 그 외 신체기관과 관련된 합병증을 몇가지씩 가지고 있다는걸 알 수 있었다.

이 사실은 영양치료를 시행한 많은 환자들과 필자의 개인적인 경험을 통해서도 분명하게 확인할 수 있었는데, 영양치료를 통해 척추가 회복되자 다른 합병증도 동시에 치유되는 사례를 많이 경험하였다. 더욱이 필자 자신은 셀수 없이 많은 증상들이 목디스크와 척추가 회복되자 동시에 다른 질병들도 사라지는 경험을 하였다.

건물의 골조가 무너지면 공간이 제약을 받고 균형이 깨지는 것처럼 우리몸을 지탱하고 내장기관을 보호하는 근골격계에 문제가 생기면 서서히 질병이 생기는건 당연한 것이다.

합병증은 척추와 그 주변을 둘러싸고 있는 인대, 힘줄, 근육 등 연부조직의 이완 및 변형의 정도에 따라 각각 다르게 나타난다는 것과 아픈 부위의 근육이 뭉치는 것은 손상을 입은 디스크를 고정하려는 몸의 반응이라는 것을 알 수 있다.

척추가 틀어지거나 휘어진 상태에서 굳어 버리면 그 부위의 혈관과 신경이 근육에 눌려 압박을 받게 되는데, 합병증은 결국 혈액과 신경이 잘 통하지 않는 부위에 나타나게 되는 것이다.

이러한 사실은 현대의학과 한의학을 전공한 의사들이 쓴 책과 논문들, 해부학, 한의학, 임상영양학, 영양치료학, 사상체질을 다룬 서적까지 두루 섭렵하고 나서야 정확한 설명이 가능해졌다.

다음 도표와 설명을 보면 이해가 쉬울 것이다.

척추와 관련된 질환들

척 추		부 위		영향과 증상
경 추	C-1	**목부위**	머리로의 혈액공급, 뇌하수체선, 두피, 얼굴뼈, 뇌, 내이와 중이 교감신경계	두통, 신경과민, 불면증, 코감기, 고혈압, 편두통, 신경쇠약, 건망증, 현기증, 만성피로
	C-2		눈, 시신경, 청신경 정맥, 혀, 이마	축농증, 알레르기, 눈가의 통증, 귀앓이, 귀먹음, 이명, 시력장애, 사시
	C-3		뺨, 외이, 얼굴뼈, 치아	신경통, 신경염, 여드름, 습진
	C-4		코, 입술, 입 구씨관(유우스라키관)	건초열, 콧물, 청력감퇴, 인후, 편도선증식, 비대증
	C-5		성대, 인두	후두염, 목쉼,
	C-6		목근육, 어깨, 편도선	뻣뻣한 목, 팔 윗부분의 통증, 편도선염, 위막성, 후두염, 만성기침
	C-7		갑상선, 어깨 활액낭 팔꿈치	감기
흉 추	T-1	**등의 중간 부위**	손, 손목, 손가락을 포함한 팔꿈치, 아래의 팔부분, 식도와 기관지	천식, 기침, 호흡곤란, 가쁜호흡, 손과 팔 아랫부분의 통증
	T-2		심장, 관상동맥	
	T-3		폐, 기관지, 늑막, 흉부	유행성 감기, 늑막염, 기관지염,폐렴, 충혈
	T-4		쓸개	황달, 대상포진
	T-5		간, 태양신경총 혈액순환	발열, 혈압문제, 약한 혈액순환,관절염

흉 추	T-6	등의 중간 부위	위	위신경을 포함한 위장장애 속쓰림, 소화불량
	T-7		췌장	위궤양
	T-8		비장	낮은 저항력
	T-9		비장	알레르기, 발진(두드러기)
	T-10		신장	신장장애, 동맥경화, 만성피로, 신염, 신우염
	T-11		신장, 요관	여드름, 습진, 부스럼 등의 피부상태
	T-12		소장, 임파순환	류머티즘, 가스로 인한 통증, 불임
요 추	L-1	등의 아랫 부위	대장	변비, 대장염, 이질, 설사, 파열 또는 탈장
	L-2		충양돌기, 복부, 다리 윗부분	경련(쥐), 호흡곤란
	L-3		생식기, 자궁, 방광, 무릎	방광에 생기는 질병, 심한 생리 통 또는 생리불순, 수면시 식은 땀, 무기력, 유산, 무릎통증
	L-4		전립선, 아래 등쪽의 근육, 좌골 신경	좌골신경통, 요통, 통증을 수 반하는 잦은 배뇨 등의 통증
	L-5		다리 아랫부분 발목	다리의 약한 혈액순환, 부은 발목, 약한 발목, 약한 다리, 찬 발, 다리의 경련(쥐)
천 골		골반	좌골, 엉덩이	척주 굴곡
미 골			직장, 항문	치질, 가려움증, 꼬리뼈 통증

필자가 겪었던 것이 모든 증상을 대표하는 것은 아니지만, 도표를 보면 허리디스크 보다는 경추디스크와 흉추디스크의 영향을 받는 부위가 더 넓고 증상도 다양하다는 것을 알 수 있을 것이다.

디스크가 돌출됐거나 척추가 틀어졌을 때 문제가 생긴 부위와 연관된 장기에 어떤 증상이 나타나는지 조금 더 부연하겠다.

목뼈는 총 7개로 되어 있지만 신경은 8개로 구성되어 있다. 두개골과 경추 1번 사이에서도 신경근이 나오기 때문이다. 이후 목뼈 사이마다 양옆으로 신경근이 분포되어 있다. C-1에서 C-4까지의 신경은 머리 쪽으로 연결되어 있기 때문에 이 부위에 문제가 발생하면 주로 두통이나 현기증, 가슴 답답함과 같은 증상이 나타나게 된다.

C-5에서 C-8까지의 신경은 어깨와 팔, 손가락으로 연결되어 있어 이 부위에서 디스크가 발생하면 어깨와 팔의 통증, 손 저림 증상이 생기게 된다. 경추 3~4번에 디스크가 발생하면 어깨와 가슴의 통증, 경추 4~5번 디스크는 어깨와 삼각근 통증, 경추 5~6번 디스크는 엄지와 두 번째 손가락, 경추 6~7번 디스크는 세 번째 손가락과 삼두박근 통증, 경추 7번~흉추 1번 디스크는 넷째와 새끼손가락에 통증이 나타나게 된다.

경추 7번~흉추 1번 사이 디스크가 중앙으로 심하게 탈출하여 척수를 압박하면 사지의 근무력, 보행 장애, 대소변 장애 등 마치 중풍과 흡사한 증상을 일으키고 심하면 사지 마비가 나타나기도 한다.

디스크가 돌출되지 않고 척추가 틀어지거나 휘어져도 신경을 누르게 되는데, 목뼈인 경추 1번이 틀어져 신경을 누르면 뇌로 가는 혈액량이 감소해 어지럼증, 고혈압, 저혈압 등이 올 수 있다.

경추 2번 신경이 눌리면 이명, 중이염 등 귀의 순환기계통과 비염 등 안면부의 이상이나 심장이 두근거리는 증상이 나타나게 된다.

경추 4번 이상은 난청, 중이염, 갑상선, 이하선 등의 질환이 나타날 수 있다. 경추 신경이 눌리는 경우에도 심장박동에 이상이 생기거나 호흡기와 소화기 기능에 신경 장애 증상이 나타날 수 있다.

경추 앞쪽으로는 심장박동, 호흡, 소화 기능을 조절하는 자율신경이 있고 양쪽에는 대뇌에 혈액을 공급하는 동맥이 있다.

흉추(등)디스크 이상과
부위별 증상

디스크 환자들은 뼈가 아프고 고통스러운 것만 집중할 것이 아니라 자신의 뼈 어느 부분이 어떻게 아프고 어떤 상태인지, 그리고 그와 연관된 불편한 증상은 어떤게 있는지 관심을 기울일 필요가 있다. 요즘은 X-Ray가 매우 발달해 자신의 뼈 상태를 선명하게 볼 수 있다.

흉추는 12개의 척추뼈로 구성되어 있고 전체적인 모습이 등 쪽으로 불록한 흉추는 늑골과 연결되어 있어서 하나의 원통형을 이루고 있다. 흉추는 내장을 보호하기에 적합한 구조로 되어 있다.

이 흉추에서 나오는 신경 중 교감신경은 심장기능, 소화기능, 피부발한, 혈관수축 등의 자율신경기능과 밀접히 연관되어 있으며, 상부 흉추는 폐와 심장, 중부 흉추는 간과 소화기장, 하부 흉추는 신장과 부신 등의 내장기관을 지배하고 있다. 이에 흉추 2, 3, 4번이 좌측으로 휘게 되면 압박감이나 호흡곤란 등의 심장병에 걸릴 확률이 높아진다.

흉추 5, 6, 7번이 우측으로 밀리게 되면 각종 간장 질환이 발병할 확률이 높아지는데, 이런 경우 대부분 흉추가 뒤로 밀려 나와 있는 것을 발견할 수 있다.

흉추 5, 6, 7, 8번 사이에서 갈라져 나오는 신경선은 오장육부와 연결되어 있다. 오장육부는 형태와 기능면에서 서로 구별되며 생리활동이나 병리변화의 측면에서 상호 밀접한 관련이 있다.

오장은 간肝 · 심心 · 비脾 · 폐肺 · 신腎을 말하고, 육부는 담膽 · 위胃 · 대장大腸 · 소장小腸 · 방광膀胱 · 삼초三焦를 말한다.

이번엔 요추(허리)디스크 부위별 증상을 알아보자.

허리디스크 증상은 허리와 엉덩이, 무릎과 다리 등에 나타나며 내과적 증상은 복부와 대장, 생식기, 자궁, 방광, 전립선 등에 나타나게 된다.

요추 1번에 이상이 생기면 대장질환, 대장염, 이질, 설사, 변비, 대장파열, 탈장 등이 나타난다.

요추 2번에 이상이 생기면 충양돌기 질환, 하복부 통증, 다리 윗부분 경련, 허벅지에 쥐가 나거나 호흡곤란 등의 증세가 나타나게 된다.

요추 3번에 이상이 생기면 생식기 이상, 자궁 이상, 자궁근종, 심한생리통 또는 생리불순, 방광 기능이상, 방광염, 무기력, 무릎통증, 잦은소변, 개운하지 못한 소변 등의 증상이 나타난다.

요추 4번에 이상이 생기면 전립선 이상, 전립선염, 정력 감퇴, 아래 등 쪽의 근육통, 좌골신경통, 좌골신경이상, 요통, 등 아래쪽 통증, 잦은 배뇨, 힘들고 통증을 수반하는 배뇨 등의 증상이 나타난다.

요추 5번에 이상이 생기면 다리 아랫부분 통증이나 저림, 발목통증이나 저림 증세, 발목과 발 다리의 혈액순환 장애 등의 증상이 나타난다. 골반 뼈 천추에 이상이 생기면 좌골 통증이나 저림, 엉덩이 통증, 굴곡척추. 짝다리, 휜다리 등의 증상이 나타나게 된다.

골반 뼈 미추에 이상이 생기면 직장질환, 항문 치질, 항문 가려움증, 꼬리뼈의 통증 등의 증상이 나타나게 된다.

척추질환을 앓고 있는 환자들 중에는 특히 시리고 저린 증상을 호소하는 사람들이 많은데, 대부분 팔과 손, 다리와 발 등 신체 말단 부위에 주로 나타나게 된다.

우리 몸의 세포는 산소와 영양소를 공급받지 못하면 생명을 유지할 수가 없다. 따라서 혈액 공급이 제대로 되지 않을 때 손상을 가장 많이 입는 부위는 혈관이 없는 디스크(연골)와 혈관이 아주 적게 분포되어 있는 인대이다.

필자는 목디스크와 등디스크 그리고 허리디스크, 측만증, 후만증까지 겹쳐있는 상태였고 냉증이 심하다보니 혈액과 신경 흐름의 장애를 받지 않는 장기나 조직은 없었던 것 같다.

가장 고통스러웠던 것은 점막과 피부가 건조해지는 것과 근육이 빠지는 것이었다. 식후 불쾌감과 속 쓰림 증상이 거의 매일 나타났으며 입안 점막은 일주일이면 4일 정도는 헐어있어 강정이나 비스킷 같은 딱딱한 과자나 음식은 입에 댈 수가 없었다. 구강 점막 뿐 아니라 요도와 성기, 항문 등의 점막 역시 사소한 접촉에도 벗겨지면서 출혈이 나타났다. 눈과 입안, 위장도 늘 불편했지만 심장부위와 갈비뼈 쪽에, 어떤 때는 뇌에 이상이 생긴 것 같아 내시경, 초음파, MRI 등의 검사를 얼마나 자주 받았는지 모른다.

필자가 그렇게 힘들어했던 알레르기 증상과 불안에 떨어야 했던 부정맥의 원인은 흉추(등뼈)가 비뚤어진 채로 굳어버린 것이 원인이었다. 한번 시작되면 누워있지도, 앉아있지도 못하고 진땀이 온몸을 적실 무렵에야 가라앉는 두통의 원인은 경추(목뼈)에 있었다.

배뇨곤란과 빈뇨, 회음부 통증 등 전립선 증상은 엉덩이와 허벅지에 근육이 생기고 허리에 힘이 생기자 현저한 차도를 보였다.

마침내 양복을 맞춰 입지 않고 기성복을 입을 수 있을 정도로 등이 펴지고 정상체온을 유지할 수 있게 된 후로는 그동안 겪었던 증상들이 거의 자취를 감추었다. 내가 그동안 쓴 책들과 개발한 제품들은 이렇듯 혹독한 대가를 치른 후에 탄생한 것이다.

제품을 개발하면서 많은 우여곡절과 시행착오를 겪었지만 고생한 만큼 보람이 있었다. 나 자신이 건강을 되찾은 것과, 수술 후 심각한 후유증을 겪던 환자들과 각종 질환을 앓고 있는 사람들에게 도움을 줄 수 있게 된 것만으로도 수고한 보람이 충분했다.

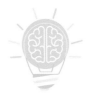

디스크 수술!
치료의 끝이 아니다

한국 의사들의 수술 실력은 정형외과 분야에서도 세계적인 인정을 받고 있다. 과거에는 수술기법을 배우러 유럽이나 미국 등에 연수를 갔는데 최근엔 한국의 수술 실력이 입소문을 타면서 우리나라를 찾는 해외 의료진과 환자도 크게 늘었다. 그러나 디스크 질환은 수술 기술이 아무리 뛰어나도 후유증과 재발의 우려를 완전히 배제할 수 없다.

'신경을 누르던 디스크를 없앴으니 더 이상 고통이 없겠지'라고 생각할 수 있지만, 수술은 척추의 지지 구조 일부가 제거되어 신체의 구조가 바뀌는 것이고 이는 곧 디스크 기능 약화로 이어지게 되는 것이다.

지금까지 연구를 통해 발표된 자료에 따르면 허리디스크를 수술한 후 재발할 확률이 무려 50%에 이르는 것으로 나타났다.

디스크 수술은 신경을 누르는 돌출된 디스크를 제거하는데 이때 돌출되지 않은 디스크는 가급적 많이 남겨 놓으려고 노력을 한다. 디스크는 척추뼈 사이에서 완충역할을 하는 중요한 구조물이기 때문이다. 디스크를 모두 제거해 버리면 재발을 막을 수 있을 거라는 생각이 들 수도 있겠지만 전혀 그렇지 않다.

디스크를 완전히 제거하고 빈 공간에 자신의 골반에서 채취한 작은 뼈조각이나 동종골(다른 사람의 뼈), 혹은 인공뼈를 채워 넣어 위아래 척추를 통뼈로 만드는 유합술이 있다. 그러나 유합술은 수술을 받은 부위의 위아래 인접 분절에서의 퇴행성 변화는 자연 발생적인 퇴행성 변화보다 그 진행 속도가 더 빨리 나타나는 것으로 보고되고 있다. 이런 수술은 수술 후 디스크의 원래의 역할인 관절기능 및 충격흡수의 기능도 상실되지만 하나가 유합술에 의해 고정되면 이 기능을 나머지가 나누어서 해야 하기 때문에 다른 디스크에 과도한 부담을 주게 된다.

이러한 단점을 보완하기 위해 한 단계 발전된 형태의 인공디스크가 개발되어 현재 사용되고 있다. 최근에는 쿠션역할과 유연성을 갖춘 인공디스크가 개발되어 수술 후 척추를 수술 전과 같이 움직일 수 있게 되었으며 입원기간도 현저히 단축되었다.

그러나 인공디스크를 넣어야 할 정도로 디스크가 주저앉은 상태라면 인대 등 척추와 그 주변 조직들의 상태도 염두에 두어야 한다. 돌출한 디스크의 일부만 제거해도 척추의 다른 부위에 부담을 주게 된다. 요추 4~5번 디스크수술을 받으면 수술을 받은 곳에서 또 재발이 되거나, 수술을 받은 위나 아래 부위 디스크가 돌출되어 재수술을 받게 되는 것이다. 수술이 불가피한 경우가 있지만 수술을 받았지만 증상이 여전하거나 후유증으로 고통을 받고 있다면 수술은 치료의 종결이 아니라 치료의 시작이라는 사실을 인식할 수 있기 바란다.

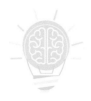

디스크 수술을 받은 사람들의 영양치료 사례

신정민 씨(남 47세, 신장 175cm, 체중 72kg)는 요추 3~4번 사이에 디스크가 돌출되어 수술 판정을 받았으나 물리치료와 약물치료, 카이로프랙틱, 한약 치료와 침 치료를 받으면서 15년을 버티다가 결국 수술을 받아야 했다. 오른쪽 무릎과 왼쪽 어깨에도 퇴행성관절염이 있었다.

수술을 받을 당시 MRI상 요추 4~5번간에 협착이 있었지만 심하지 않아 요추 3~4번 사이에 돌출된 디스크를 제거하는 수술을 받았다. 수술 후 4개월이 지나서는 통증과 저림 증상이 나타나 정상적인 생활이 어려워졌다.

아침에 일어나면 자세가 왼쪽으로 틀어졌으며 허리를 굽힐 수 없어 선 채로 샤워를 해야 했다. 속옷과 양말을 부인이 입혀주고 신겨줘야 했으며 오후가 되어서야 어느 정도 허리를 굽힐 수 있었다. 수술을 받은 오른쪽 허리 부분의 근육은 뭉쳐 있는 것 같고, 왼쪽 허리는 속이 텅 빈 느낌이 들었다고 했다.

영양치료를 시작한 지 한 달이 지나면서 무릎과 어깨에 나타나던 통증이 훨씬 가벼워졌고 2개월 후에는 허리에 힘이 생겼으며 몸이 왼쪽으로 기우는 정도가 절반으로 줄었다. 허리를 굽히는 것도 오전 중에 가능해졌으며 저녁 시간에 수영을 할 수 있게 되면서 회복속도가 눈에 띄게 빨라졌다. 허리의 뭉친 근육이 풀리고 속이 텅 빈 것처럼 느껴졌던 부위가 채워지는 느낌이 든다며 감사의 전화가 왔다.

하루는 예전처럼 하루 꼬박 등산을 했는데 산에서 내려올 때 무릎이 조금 시큰거렸지만, 허리에는 무리가 없었다고 했다. 신 씨의 경우 영양치료에 대해 몰랐더라면 재수술을 받았을 것이고, 처음 수술을 받았을 때보다 더 심한 후유증을 겪었을 것이다. 신 씨 는 요추 3~4번 사이 디스크는 일부 제거했고, 요추 4~5번에 척추협착증이 심하게 진행되고 있는 상태였다.

옥성모 씨(남 49세, 신장 175cm, 체중 72kg)는 요추 4~5번, 요추 5번~천추 1번 추간판 탈출증으로 수술을 받았다. 수술을 받은 지 2년이 지났을 때 다시 통증이 나타나 인대강화 주사를 10회 정도 맞았지만 크게 개선되지 않았다.

재수술에 대한 부담감으로 고민하고 있을 때 지인의 소개로 영양치료를 시작했다. 체온이 높은 편이었고 소화력도 좋았지만 2개월까지는 뚜렷한 변화가 없었다.

4개월이 지나자 허리와 엉덩이 통증은 거의 느껴지지 않을 정도로 회복되었으나 오른쪽 다리 정강이 부분에는 가끔씩 통증이 있다고 했다.

유병헌 씨(남 69세, 신장 162cm, 체중 56kg)의 경우도 꼭 소개하고픈 사례다. 그는 10년 전에 요추 4~5번 사이 디스크 수술을 받았고 다시 재발해 2차 수술을 받았다. 2번의 수술을 받았지만, 정확히 한 달 동안 진통제를 먹지 않고 지낼 수 있었다고 한다. 통증이 계속돼서 디스크 수술을 받은 병원에서 재검도 해보고 다른 병원에서도 검진을 받아보았지만 MRI상에는 이상이 없었다.

30대부터 앓아온 목 디스크가 악화되어 목을 가누는 것도 어려웠던 유 씨는 나이도 많았지만 영양치료를 시작할 당시 수족냉증이 심했고 근육이완제와 진통소염제를 하도 오래 사용하여 근육이 거의 없었다. 그나마 30분 정도 걸을 수 있는 근력이 남아 있다는 것에 희망을 걸고 시작했다.

2개월이 될 때까지는 진통제를 하루 2번은 먹어야 했다. 4개월이 지나 체중이 1.5kg 정도 증가하면서 진통제를 하루 1번으로 줄일 수 있게 되었고 왕복 1시간 30분 거리인 집 뒤에 있는 나지막한 산을 한 번 정도 쉬고 걸을 수 있게 되었다.

5개월 후에는 쉬지 않고 걸을 수 있게 되었지만 약을 완전히 끊지는 못했다. 8개월이 지나서야 모든 약을 끊을 수 있었는데, 유 씨는 목 디스크가 있는 상태에서 허리 디스크 수술을 두 번이나 받았고, 오랜 기간 근육이완제와 진통제를 복용해왔으며 게다가 일자목에 일자 허리로 체중이 10kg이나 빠진 상태였다.

이수성 씨(남 59세, 신장 170cm, 체중 68kg)는 디스크 수술을 2번 받았던 사람이다. 처음에는 요추 3~4번 사이 디스크 파열로 수술을 받았고 6개월 후에는 요추 4~5번 척추관 협착증으로 수술을 받았다. 목 디스크 진단은 10년 전에 받았지만, 목이 아프진 않았고, 빈혈이 심했으며 두통이 있었다. 통증은 허리 아래 꼬리뼈 위쪽과 오른쪽 고관절 엉치뼈 부위에서 나타났다.

수술 후 한의원 치료를 받고 조금 호전된 상태에서 영양치료를 시작했는데 4개월 정도 지났을 때 허리 통증과 엉치쪽 통증은 거의 없어졌으나 빈혈과 두통은 큰 차도가 없었다.

걷기 스트레칭 등 운동을 매일 하고 있고 목 디스크 때문에 목 베개는 오래전부터 사용해 왔다는 이 씨에게 도수치료를 받도록 권했다. 일주일에 2번씩 2개월 동안 교정치료를 받고 나서는 빈혈과 두통이 없어졌다는 연락을 받았다. 경추(목뼈)는 뇌의 혈액공급을 조절하는 신경다발과 뇌로 혈액과 산소를 공급하는 척추동맥이 지나가는 부위이다. 따라서 일자목이거나 역 C자목, 목 디스크 등이 있으면 목 부위의 신경과 혈관이 압박을 받아 두통과 어지럼증, 이명 등의 증상과 팔과 손이 저리는 등의 증상이 나타나게 된다.

최성구 씨(남 65세, 신장 162cm, 체중 65kg)도 요추 4~5번 사이에 돌출된 디스크를 제거하는 수술을 받았다. 수술 후에도 약간의 통증이 있었지만 3년이 지날 무렵에는 걷는 것이 어려워지고 다리에 저린 증상이 심해져 검진을 받아보니 요추 4~5번과 요추 5번~천추 1번에 척추관협착증이 발견되어 다시 수술을 받아야 했다.

재수술 후에도 통증이 계속되어 물리치료, 재활치료를 3개월 동안 받았지만, 여전히 걷는 것이 힘들어 누워서 지내는 시간이 많았다. 운동의 중요성은 알고 있었지만 걷는 것이 어려워 운동을 제대로 못 하게 되었을 때 영양치료를 시작했다. 다행히 3개월이 지나면서 허리와 다리에 힘이 생겨 하루 1시간 이상 운동을 할 수 있을 정도로 호전이 되었다. 6개월이 지날 무렵에는 약간의 동통은 있으나 뛰어다닐 정도가 되었고 정상적인 생활이 가능해졌다.

척추관협착증 수술은 디스크 수술처럼 간단하지 않다. 최근에 시행되고 있는 척추관 협착증 수술은 미세현미경과 내시경 등을 이용해 좁아진 척추관 의 안쪽을 홈을 파듯 갉아내어 구멍을 넓혀주므로 기존의 수술 방법에 비해 위험도가 높지 않다.

하지만 기존의 척추관 협착증 수술은 환부를 5~10cm정도 절개를 하고 척추뼈를 이루는 Y자 형태의 후궁의 일부를 잘라내야 했다.

이 수술법은 척추뼈가 고정되지 않고 활동할 때마다 움직이는 문제를 막기 위해 나사못으로 고정하기도 했다.

최 씨는 기존의 방법으로 수술을 받았고 진통제도 오래 복용해왔지만, 다행히 몸이 따뜻하고 체격이 튼실해서 영양치료 효과를 많이 볼 수 있었다.

김만석 씨(남 61세, 신장 168cm, 체중 70kg)는 요추 3~4번 사이의 디스크가 돌출되어 수술을 받았고, 허리 디스크 수술을 받은 지 1년 만에 목 디스크(경추 4~5번) 수술을 받았다.

허리디스크 수술 후 허벅지와 다리 엄지발가락 부분이 무디고 저린 증상이 남아있었고, 목 디스크 수술 후에는 양쪽 어깨와 등의 통증이 있었지만, 그래도 5년간은 그런대로 지낼만했다고 한다.

그 후로는 하루가 다르게 상태가 나빠져 수술을 받았던 병원에서 다시 검사를 받아보니 경추 1~2번 사이가 많이 벌어져 있다는 진단이 나왔다. 이번에는 1~2번 경추를 하나로 묶어 고정하는 수술을 받아야 한다는 설명을 듣고 수술에 대한 부담이 커 망설이고 있을 때 지인의 소개로 영양치료를 시작하게 되었다.

당뇨는 없었고 혈압약을 복용하고 있었으나 몸은 따뜻했고 소화력이 좋아 영양치료를 시작한 지 40일이 지날 무렵 허리에 복대를 찬 것처럼 든든하게 느껴진다고 했다. 목과 양쪽 어깨와 등 쪽에 나타나는 통증은 큰 차도가 없었으나 3달이 지나자 발 저림 증상과 발바닥의 감각 무딘 현상이 조금 개선되었고 어깨와 등의 통증도 감소하였다.

최경영 씨(남 57세, 신장 170cm, 체중 63kg)는 요추 4~5번 디스크가 빠져나와 내시경으로 수핵을 제거하는 수술을 받았다. 수술을 받은 지 1년 만에 다시 재발하여 이번에는 환부를 절개하여 돌출된 디스크를 잘라내는 수술을 했다고 한다.

최 씨의 건강상태는 전반적으로 좋지 않았다. 위축성위염과 위하수가 있었고, 탈장수술을 2번이나 받았으며, 시간마다 소변을 봐야 할 정도로 심한 전립선 비대증을 앓고 있었다. 수술을 받기 전에도 허리에 힘이 없어 오래 서 있을 수가 없었고 수족 저림이 심했으며 목과 등, 어깨가 자주 아팠다고 한다.

속 쓰림 증상은 거의 매일 있었고 시력도 약하고 어지럼증도 심해 조기 퇴직에 대해 고민하고 있을 때 내가 쓴 책을 읽었다고 한다. 최 씨와 한 시간가량 상담을 나누었는데 호흡기관, 소화기관, 배설기관, 생식기관 그리고 척추를 싸고 있는 근육, 내장을 받쳐주는 근육 등 어느 한 군데도 성한 곳이 없는 것 같았다.

우리의 몸은 뼈와 인대가 기본 틀을 이루고, 여기에 근육이 붙어서 힘을 낸다. 근육은 골격근, 심근, 내장근 등 세가지가 있다. 골격근은 골격에 있는 근육으로 관절운동, 표정 및 저작 등의 작용에 관여한다.

내장근은 위, 장, 혈관, 자궁, 방광, 요관 등 속이 빈 장기의 벽에 있으며 내장의 자율적인 운동에 관여한다. 심근은 심장을 구성하는 근육을 말한다.

최 씨의 상태는 모든 점막과 근육이 다 약해져 있는 상태였다. 이런 경우 약물치료와 수술을 받게 되면 부작용과 후유증을 감당하기 어렵다.

최 씨의 경우 다른 무엇보다 점막이 회복되어야 하고 뼈를 받쳐주는 골격근과 내장기능에 관여하는 내장근이 회복돼야 한다.

다행히도 최 씨는 영양치료를 시행한 지 2개월 만에 허리에 힘이 생겨 그전에는 3시간 서 있는 것이 한계였는데 5시간 이상 서 있을 수 있게 되었으며 항문이 빠지는 증상도 많이 호전되었다.

매일 복용했던 위장약을 일주일에 한두 번으로 줄일 수 있게 되었고, 허리에 힘이 생기면서 소변보는 횟수와 수족이 저리는 증상이 많이 줄어들었으며 속 쓰림 증상과 어지럼증도 호전되었다.

이영미 씨(여 57세, 신장 160cm, 체중 53kg)는 목 디스크에 허리 디스크가 있는 상태에서 척추압박 골절이 발생하여 척추성형술을 받았다. 척추성형술을 받은 후에 허리는 펼 수 있게 되었지만, 통증은 여전했다.

당뇨를 12년째 앓고 있고 2년 전부터 추위를 많이 타게 되었는데 손발이 차고 수족 저림이 매우 심했다. 당뇨환자에게 저체온증이 생기는 것은 아주 위험한 것으로 체온이 내려가면 혈관과 신경이 파괴되는 속도가 가속화된다.

저체온증은 우리 몸의 전반적인 신진대사를 나쁘게 하고 세포의 활성을 저하시키기 때문인데 특히 혈관이 없는 디스크나 혈관이 적게 분포되어 있는 인대 등의 조직에 미치는 영향은 매우 크다.

다행히도 이 씨는 원래 몸에 열이 많은 체질이라서 영양치료를 시행한 지 2달 후 몸이 따뜻해지면서 손발이 저린 증상과 통증이 상당히 호전되었다. 선천적으로 몸이 냉한 사람들은 체온을 높여 그 상태를 유지하려면 꾸준한 관리가 필요하지만 원래 몸이 따뜻했던 사람들은 회복이 빠르다.

당뇨를 오래 앓았고 수술까지 받았기 때문에 최소 8개월 정도는 꾸준히 관리해야 한다고 당부했지만, 경제적인 이유로 증상이 조금 호전되면 중단했다가 증상이 나타나면 다시 시작하는 것을 반복하고 있다.

황정수 씨(남 61세, 신장 165cm, 체중 65kg)는 요추 4~5번 디스크 수술을 받은 지 10년 만에 목디스크가 발생하여 또 수술판정을 받았다. 허리디스크 수술을 받은 지 10년이 지났음에도 날씨가 흐리거나 비가 오는 날이면 진통제를 먹어야 했다.

이런 상황에서 또 경추 6~7번 사이 디스크가 돌출된 것이다. 최근에는 통증이 허리와 목과 어깨까지 겹쳐서 일어나고 손에 힘이 없어 글을 쓸 수 없게 되었다.

8년 전쯤에 뇌졸중으로 쓰러진 적이 있었던 황 씨는 수술을 받는다고 해서 해결될 문제가 아니라는 생각이 들었다고 한다.

오래전에 대충 읽어보고 책꽂이에 꽂아두었던 『천연산물의 위력』을 다시 꺼내 읽고 영양치료를 시작했다. 이 책은 2001년도에 출간된 책이다. 일상생활이 어려울 정도로 증상이 심했지만, 영양치료를 시작한 지 불과 2개월 만에 놀라운 차도를 보였다.

허리에 힘이 들어오면서 허리와 목, 어깨 부분의 통증이 사라졌고 팔 저림, 손 저림 등의 증상도 상당 부분 호전되었다. 황 씨는 몸을 움직이는 것을 매우 싫어했으나 상황이 상황인 만큼 운동을 열심히 했다고 한다.

혼자서 할 수 있는 자세교정 운동과 하루 40분 정도 걷는 운동이 전부였으나 그 결과는 놀라웠다. 황 씨는 허리디스크 후유증이 남아 있는 상태였다. 뇌졸중으로 쓰러진 적도 있었고, 어지럼증 증상도 있었다.

4개월이 지나자 일상생활에 지장이 없을 정도로 회복이 되었는데 통증과 저림 증상, 어지럼증 등 모든 증상이 동시에 호전되었다. 소화력이 좋고 몸이 따뜻하며 정상체중을 유지하고 있는 사람들은 증상이 심해도 회복 속도는 더디지 않았다.

남근우 씨(남 65세, 신장 172cm, 체중 68kg)는 허리디스크 진단을 받고 요추 4~5번 수술을 받았으나 1년이 지났는데도 계속 통증이 있어 수술을 받은 병원에 가서 다시 검사를 받았다. MRI 상에는 디스크가 잘 제거되었고 수술 전에 보이지 않았던 신경도 잘 보인다고 했다.

검사상 아무 이상이 없다는 말에 위안을 얻고 통증이 사라질 날을 기다리고 있는데, 최근 전립선 관련 수치가 너무 높게 나와 조직검사를 하라는 소견서가 나왔다.

건강검진에서 측정한 전립선암 수치(PSA)가 18(정상 0~4)로 높게 나와 확진을 위하여 조직검사를 받았다. 전립선비대증을 오래 앓아 걱정을 많이 했었는데 다행히도 검사 결과 암이 아닌 것으로 확인이 되었으나 전립선의 크기가 너무 커 전립선을 절제하는 수술을 권유받았다.

전립선을 제거하는 수술을 해야 할지 말아야 할지 고민하던 중에 예전에 읽었던 책『세포를 알면 건강이 보인다』에서 '척추와 질병과의 상관관계'라는 소제목을 본 기억이 떠올라 상담을 원했다.

일단 허리 통증도 있고 해서 영양치료를 3~4개월 정도 시행해보고 허리 통증과 소변보는 횟수, PSA 수치 등이 얼마 정도 차이가 나는지를 관찰해본 후에 수술 여부를 결정하기로 했다.

남 씨는 영양치료를 시작하면서 술 담배를 끊었으며 그렇게 싫어했던 운동을 하루도 빠지지 않았다고 했다.

40일이 지나자 허리에 힘이 생기면서 통증이 상당히 호전되었고, 3달이 지났을 무렵에는 다리 근육에 탄력이 생기면서 자다가 소변을 보는 횟수가 3~4회에서 1~2회로 줄어들었다. PSA 수치도 8로 떨어져 전립선비대증 수술에 대한 부담도 덜 수 있었다.

홍연우 씨(남 59세, 신장 176cm, 체중 68kg)는 허리 디스크 수술을 2번 받았다고 했다. 12년 전에 요추 4~5번 사이 디스크 수술을 받았고 두 번째 수술은 4년 전에 요추 5번~천추 1번 디스크 수술을 받았다.

수술 후유증으로 고통을 겪고 있는 상태에서 또 역류성 식도염 수술을 받았는데, 오랫동안 제산제 등의 약을 복용해 왔지만, 증상이 너무 심해 수술을 받지 않을 수 없었다고 한다. 수술 후 신물이 넘어오고 속이 쓰리고 가슴이 타는 증상은 호전되었으나, 한군데 아픈 곳이 없어지자 허리 다리가 더 많이 아픈 것 같고 무엇보다 다리에 근육이 죄다 빠져 걷는 것이 힘들다고 했다.

엉덩이 근육과 양쪽 허벅지 근육이 다 빠졌는데, 왼쪽 허벅지는 오른쪽보다 무려 10cm나 차이가 났다. 수술 후 재활치료와 한의원에서 한약과 침, 뜸, 추나요법 등의 치료를 꾸준히 받았지만, 근육이 빠지는 것을 막아내지 못했다. 게다가 야간에 소변을 4번이나 볼 정도로 전립선 비대증이 심했고, 소변이 조금만 고여도 참지 못해 지릴 때가 있었고 대변을 지릴 때도 있었다고 한다.

상담을 나누어보니 횡문근융해증 같아 보였다. 횡문근융해증이란 술과 무리한 운동으로 인해 유발되는 질환으로 횡문근의 근육세포가 괴사해 녹아내리는 병을 말한다.

횡문근은 운동신경으로 지배되고 있는 대부분의 골격근을 말하는데, 홍 씨는 골격근뿐 아니라 위 괄약근, 항문 괄약근, 요도 괄약근의 손상도 심한 것으로 보였다.

위 괄약근이 느슨해져 위 내용물이 위산과 함께 식도로 역류하는 것을 차단해주지 못하면 역류성 식도염이 발생하게 되고, 항문 괄약근과 요도 괄약근이 손상을 입거나 느슨해지면 소변과 대변을 조절하고 통제하는 능력을 상실하게 된다.

척추질환을 오래 앓은 사람 중에서 홍 씨와 같이 역류성 식도염을 앓는 사람들이 상당히 많았으며 변실금과 요실금 등 괄약근의 이상으로 고생하는 환자들도 더러 있었다.

홍 씨는 원래 아주 건강했던 사람이다. 단 하루도 술을 먹지 않은 적이 없었으며 한번 마시면 소주 3병에 맥주 5병 정도는 기본이었고 여기에 양주까지 마시는 날도 있었다고 한다.

게다가 운동도 골프와 테니스 등 몸의 한쪽만을 이용하는 운동을 오래 했다. 척추를 지탱해주는 근육뿐 아니라 요도와 항문 괄약근 손상이 워낙 심한 상태여서 영양치료를 시행한 지 2달이 지나도 차도가 거의 없었다.

4개월이 지나면서 엉덩이와 허벅지에 근육이 조금씩 붙기 시작했고 5개월이 지날 무렵에는 40분 정도 걸을 수 있게 되었지만, 효과가 너무 미미한 것 같아서 영양치료를 중단하고 예전에 받았던 한약과 추나요법 치료를 다시 시작했다는 연락을 받았다.

한의원에서 4개월 동안 치료를 하면서 비교해보니 근육이 붙으면서 힘이 생기는 효과는 영양치료가 더 나은 것 같다며 다시 시작한 지 3개월이 지날 무렵 근육이 제법 많이 붙었고 탄력도 좋아졌으며 소변과 대변의 상태도 많이 호전되었고 빠른 걸음으로 1시간 정도는 걸을 수 있게 되었다.

1년 6개월이 지나서야 허벅지 둘레가 비슷해졌고 엉덩이 근육을 비롯한 하체 근육이 상당히 튼튼해졌지만, 이전과 같이 회복된 것은 아니고 통증도 가끔 나타나지만, 진통제를 쓸 정도는 아니라고 한다.

홍 씨는 이만큼의 회복도 영양치료 덕택이라며 감사를 표했다. 척추에 이상이 생기면 다양한 내과 질환과 통증을 유발하게 되는데 요실금과 변실금도 골반 근육이 약해졌을 때 나타나게 되는 것이다.

골반 앞쪽 근육이 약해졌을 때는 요실금 증상이 나타나고 골반 뒤쪽의 근육까지 약해지면 변실금 증상이 나타나게 된다.

유경렬 씨(남 29세, 신장 168cm, 체중 62kg)는 요추 4~5번 디스크 수술을 받았으나 수술을 받은 지 1년이 채 안 되어 재발하여 다시 수술을 받아야 했다. 처음에는 레이저 수술을 받았으나 두 번째 수술은 척추 뼈에 골극이라고 하는 가시가 형성되어 피부를 절개하는 재래식 방법으로 수술을 받았다. 수술 후 신경유착과 염증이 나타나 오래 치료를 받았으며, 수술을 받은 부위가 텅 비어있는 듯한 느낌이 들었고 허리

펴는 것이 힘들었으며 후만증(등이 굽는 증상)으로 등에 통증이 심해 정상적인 생활이 어려웠는데, 이런 상태로 4년을 지냈다고 한다.

그동안 물리치료와 한의원에서 침 치료를 받았지만, 전혀 호전이 없었다. 하루는 서점에 들러 도움이 될 만한 책이 있는지 한참을 찾다가 『세포를 알면 건강이 보인다』를 보게 되었다고 한다.

상담 후 곧바로 영양치료를 시작했으나, 골극이 생길 정도로 뼈의 퇴행이 심해 효과가 빨리 나타날 것 같지 않았다. 하지만 예상과 달리 2개월이 지나자 현저하게 차도를 보이기 시작했다. 텅 비어있는 듯한 느낌이 들었던 허리에 지지대를 받친 것처럼 힘이 느껴지면서 하루 1시간 이상 운동을 할 수 있게 되자 등 부분의 통증은 거의 느껴지지 않는다고 했다.

6개월이 지날 무렵에는 굽어있던 등도 많이 펴졌지만 다른 증상들도 호전되어 직장생활을 할 수 있게 되었다. 유 씨는 소화력이 썩 좋지는 않았지만, 몸은 따뜻한 편이었다.

다시 말하지만, 수술을 받은 이들의 척추와 관절은 상당기간 불안정한 상태에 있었다. 그리고 아무리 간단한 시술이나 수술이라 해도 후유증을 남긴다. 특히 수술은 인접한 혈관과 신경조직을 비롯하여 주변조직의 일부가 손상되기 때문에 부작용이나 후유증을 남기기 마련이다.

수술은 치료의 끝이 아니다.

척추와 관절질환은 뼈, 연골, 인대, 힘줄, 관절낭, 근육, 신경계 등 연부조직까지 회복돼야 비로소 완전한 치료가 되는 것이다.

디스크 수술을 받지 않은 사람들의
영양치료 사례

앞에서 밝힌 치료사례는 모두 디스크 수술을 받은 사람들의 경우였다. 지금부터 살펴볼 체험사례는 수술은 받지 않았지만 대부분 수술 판정을 받았던 이들이다.

그리고 이들은 물리치료, 약물치료, 통증클리닉, 인대강화주사, 신경차단술, 무중력감압치료, 운동치료, 척추교정, 추나요법, 한약과 봉침 등의 치료를 두루 거쳤고 또한 거의가 한두 가지 합병증을 가지고 있었다.

증상이 아무리 심각해도 하루 한 시간 정도 걷는 것이 가능한 사람들은 호전속도가 빨랐다. 특히 소화력이 좋고 몸이 따뜻한 체질인 사람들은 놀라운 회복세를 보였다. 반면에 소화력이 약하고 몸이 냉한 체질을 가진 사람은 치유기간이 오래 걸렸다.

유경렬 씨(남 78세, 신장 165cm, 체중 64kg)는 뼈대가 굵고 근육이 많으며 몸이 따뜻한 태음인이었다. 유 씨는 나이가 많은 데다 디스크가 두 곳이나 돌출돼 있었고 척추관협착증에 퇴행성관절염까지 겹쳐 있었다.

통증과 저림 증상이 심해 온갖 치료를 받았음에도 불구하고 증상이 나아지지 않았으나 영양치료를 시작한 지 2달 만에 겉으로 드러나는 증상들은 사라졌다.

증상이 좋아져도 3~4개월 정도는 더 관리를 해야 척추를 지탱해주는 조직이 회복되어 재발을 막을 수 있다고 조언했지만 따르지 않았다.

홍성현 씨(남 35세, 신장 172cm, 체중 67kg)는 MRI 상에 요추 3~4번, 4~5번이 검게 나왔고 조금 돌출되었지만, 수술을 받을 정도는 아니라는 진단을 받았다. 통증은 심하지 않으나 몸을 움직이면 목, 허리, 고관절, 무릎 등 모든 관절에서 소리가 나 영양치료를 시작했는데 한 달이 채 안 되어 관절에서 나던 소리는 완전히 사라졌다.

목과 허리, 혹은 관절에서 소리가 나는 것은 인대와 힘줄 등 척추를 지탱해주는 연부조직이 꽉 조여져 있지 않고 느슨해져 있어 불안정한 상태를 말한다.

무릎에서 소리가 나는 것도 허리와 다르지 않다. 소리가 나는 무릎을 영어로 '스내핑 니snapping knee'라고 하는데 관절 자체의 문제보다는 관절주위로 돌출된 뼈에서 관절주위를 지나가는 힘줄이나 인대가 미끄러지거나 근육과 힘줄 사이 마찰로 인해 소리가 나는 것이다.

통증이 없다면 아직 심한 것은 아니지만 그래도 소리가 계속 반복되면 연골연화증이나 퇴행성관절염으로 진행되지 않도록 미리 예방하는 것이 중요하다. 무릎연골은 원래 매끈하고 단단하지만 연골손상이 시작되면 표면이 게살처럼 찢어지고 닳아 너덜거리게 된다.

소리가 나도 통증이 심하지 않은 경우가 많기 때문에 그냥 방치하는 경우가 많은데, 추간판이나 연골판은 혈관과 신경이 없기 때문에 한번 손상이 되면 이전만큼의 완전한 회복이 어려우므로 초기 단계 때 관리를 시작해야 한다.

정미자 씨(여 72세, 신장 162cm, 체중 58kg)는 검사결과 추간판 탈출증과 척추관 협착증, 측만증이 있다는 진단을 받았다. 척추측만증에 요추 3~4번 사이의 디스크가 돌출되었고, 요추 4~5번과 요추 5번~천추 1번에 척추관협착이 있었다.

진단을 내린 병원에서는 수술하면 지금보다 상태가 더 나빠질 수 있다고 해서 약물치료와 물리치료, 침 치료를 받으면서 겨우 버텨왔으며 양쪽 무릎에도 관절염이 있었고 불면증으로 5년 동안 수면제를 복용해 왔다고 했다.

위장은 튼튼했으나 진통제 등의 약을 오래 복용하여 많이 약해져 있었고 몸이 따뜻한 편인데도 사계절 내내 감기를 달고 살았으며 어지럼증도 심했다. 영양치료를 시작하고 3일 만에 위가 불편하다는 전화가 와 뼈와 연골, 관절에 필요한 성분을 용량의 절반만 섭취하게 했다. 2주가 지나서는 정량을 먹어도 속이 편하다고 했다.

영양치료를 시행한 지 4개월이 지나자 허리와 무릎에 힘이 생겨 허리를 펴고 걸을 수 있게 되었고 어지럼증과 불면증도 많이 호전되었다. 정 씨는 평생 비닐하우스 농사일을 했는데 몸이 조금 나아지자 또 일을 한다며 정씨의 큰딸로부터 전화가 왔다.

수술도 할 수 없는 상황에서 이제 겨우 조금 호전되었는데, 이 상태에서 조금만 무리하면 여생을 휠체어에 의지하게 될 수도 있다는 상태의 심각성을 알려주고 절대 무리하지 않도록 몇 번이나 당부했다.

오랫동안 허리를 숙이고 쪼그린 자세로 일을 하게 되면 척추의 뼈마디가 굵어지고 뼈와 뼈를 이어주는 인대도 두꺼워져 척추관의 통로가 좁아지게 된다.

오성수 씨(남 31세, 신장 170cm, 체중 68kg)는 허리가 가끔 아팠었는데 하루는 통증이 너무 심해 병원을 찾아 MRI 검사를 했더니 요추 4번과 5번 사이 디스크 수핵이 터져 수술을 받아야 한다는 진단이 나왔다. 병원에서는 수술을 권했지만 약물치료와 물리치료를 먼저 받기로 했다.

통증이 심하지는 않았지만 2년 동안 늘 불안했다고 한다. 걷는 운동은 하루도 빠지지 않았는데, 무릎이 아파 병원에 갔더니 퇴행성 관절염이 진행되고 있다고 해서 운동하는 시간을 줄였다고 한다.

그때 마침 필자가 쓴 책을 읽고 영양치료를 시작하게 되었다. 상태는 좋지 않았으나 소화력이 좋고 몸이 따뜻한 체질이어서 3개월이 지나자 허리와 무릎이 동시에 호전되어 하루 1시간 정도는 쉬지 않고 걸을 수 있게 되었다.

황성호 씨(남 63세, 신장 178cm, 체중 83kg)는 허리와 목이 아픈지 30년이 넘었지만, 후종인대골화증, 척추측만증, 척추전방전위증 진단을 받고 나서야 영양치료를 시작했다.

흉추 2번에서 5번까지 후종인대가 골화되었고 뼈에도 골극이 형성되어 있었으며 가슴 두근거림, 어지러움, 빈맥, 호흡곤란 증세와 심장이 불규칙하게 뛰는 증상이 있어 먹는 약이 8가지나 된다고 했다.

후종인대골화증은 신경 다발이 지나가는 척추관의 앞뒤로 척추체를 지지하는 인대가 딱딱하게 굳어지는 질환을 말한다.

다행히도 소화력이 좋고 몸도 따뜻한 편이어서 영양치료를 시작하고 4개월이 지나면서 늘 아프던 등 쪽 견갑골과 뒷목 부분의 통증이 많이 감소되었고 몸을 앞뒤 좌우로 움직이는 것도 훨씬 유연해졌다고 한다.

후종인대골화증 증상은 목 통증이나 팔이나 손이 저리거나 하는 가벼운 증상으로 시작될 수도 있으나, 전형적인 후종인대골화증에 의한 척수증 증상은 젓가락질이 힘들거나 단추를 채우는 것이 어려워지며, 심해지면 대소변 장애가 생기거나 자주 넘어지는 등 보행이 어려워진다.

황 씨의 경우 회복될 가능성이 전혀 없어 보였지만 영양치료를 시작하고 6개월이 지날 즈음에는 많은 변화가 있었다.

부정맥 증상도 호전되었지만 가장 놀라운 변화는 골프 외에 다른 운동은 다 할 수 있게 되었다는 것이다.

골프는 몸통을 비트는 동작으로 인해 척추에 많은 부담을 준다. 보통 서 있을 때 척추에 주는 부담을 100으로 본다면 골프 중 어드레스 자세(스윙하기 전의 준비자세)는 220 정도가 된다. 스윙을 위해 어드레스 자세만 취해도 허리에는 상당한 부담이 가는데, 스윙을 반복하는 것은 척추에 많은 무리를 주게 된다.

후종인대골화증의 증상은 디스크 질환같이 팔 저림 같은 방사통보다는 척수 압박으로 인해 척수병증을 보이는 경우가 대부분이다. 척수병증이란 손이나 팔에 힘이 떨어지고 감각이 무뎌지거나 남의 살 같은 감각 이상 및 다리에 힘이 빠져 보행 장애가 오는 것을 말한다.

강상호 씨(남 68세, 신장 175cm, 체중 72kg)는 척추관협착증 환자로 자신이 다니던 병원을 포함 총 3곳에서 수술을 받아야 한다는 진단을 받았다. 허리는 30대부터 아팠으며 예전에는 허리를 굽히면 아팠고 허리와 다리가 함께 아팠는데 요즘은 허리보다 다리, 엉치가 저리고 아파서 오래 걷지를 못한다고 했다.

평지는 30분 정도, 오르막길은 20분 정도 걸을 수 있는 상태여서 일단 영양치료를 2달 동안 시행해보고 그때 상황을 봐서 수술 여부를 결정하기로 했다.

큰 기대를 하지 않았으나 2달 후 허리와 무릎에 힘이 생겼고 전보다는 조금 더 허리를 펴고 걸을 수 있게 되었으며, 집 뒤에 있는 야산을 쉬지 않고 40분 동안 걸을 수 있게 되었다며 한껏 흥분되어 전화가 왔다.

4개월이 지나서는 매일 아침저녁 한 시간씩 그것도 허리를 펴고 걸을 수 있게 되었고 이제 수술에 대한 걱정을 덜었다며 감사를 전했다.

영양치료를 시행하고 2개월 내에 회복된 사람들의 체험사례는 신지 않았다. 이들의 공통점은 약물치료, 신경차단술, 인대강화주사, 신경성형술 등의 치료는 받지 않았고, 주로 척추를 교정하는 도수치료를 받았다는 것이다.

당장의 통증 때문에 약물치료나 통증클리닉에 장기적으로 의존하다보면 수술을 받지않을 수 없게 된다. 약물치료나 스테로이드 치료는 혈관을 수축시키기 때문에 척추와 주변 조직이 약화되는 것을 피할 수 없다. 그리고 수술 후에도 여전히 진통제로 살아가는 경우가 허다하다.

근골격계 질환의 완전한 기능은 뼈, 연골, 인대, 힘줄, 관절낭, 근육, 신경계 등 연부조직까지 함께 회복될때에만 가능하다.

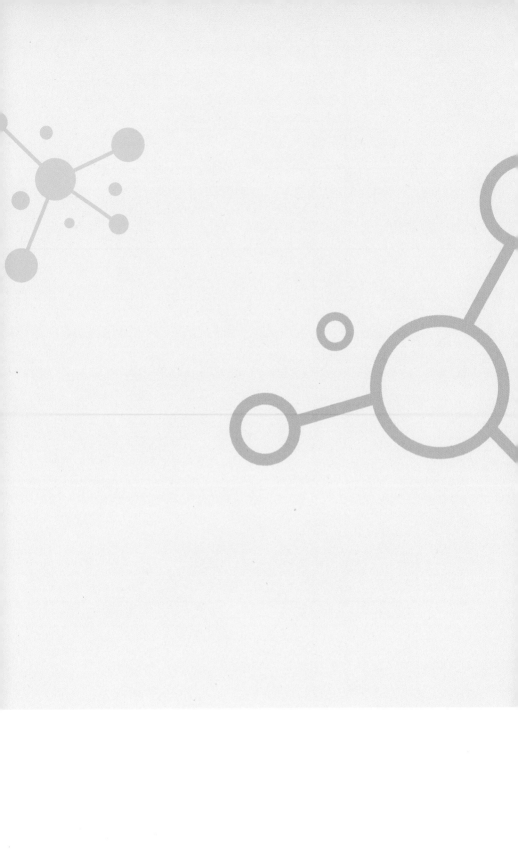

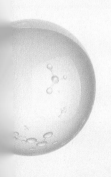

Part. 5

항암치료 부작용·후유증 영양치료

항암 후유증
관리

어떤 질병이든 최고의 치료는 병이 생기지 않게 예방하는 것이고, 그 다음은 같은 질병이 다시 재발하지 않도록 하는 것이다.

암환자의 경우는 더더욱 그렇다.

암을 치료하는 기술(수술, 항암, 방사선)은 현대의학을 능가할만한게 없지만 환자의 실상을 보면 암환자의 사망원인은 암이란 질병 자체보다 암을 치료하는 과정과 이후에 오는 부작용과 후유증이 더 큰 원인인 경우가 많다.

다행히 생존하는 경우라도 수술이나 항암제, 호르몬치료, 방사선치료를 받은 환자들은 평생을 후유증과 함께 살아가기도 한다.

아무리 좋은병원, 훌륭한 의사도 암이 생기는걸 막을 수는 없다. 그

일은 환자 자신만 할 수 있는 일이다.

영양치료는 항암치료로 파괴된 인체를 재건하여 두 번 세 번 암환자가 되지 않게 하는 것이고, 파괴된 세포를 재생하여 부작용과 후유증을 회복하고 건강한 몸으로 바꾸어가는 일이다.

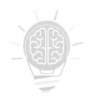

항암치료 부작용·후유증 영양치료

이미 생긴 암을 제거하거나 줄일 수 있는 치료기술(수술, 항암, 방사선)은 현대의학을 능가하는 치료법은 없다. 하지만 암 자체로 인한 사망보다는 암을 치료하는 과정에서 더 많은 사망자가 발생하고 있고, 치료가 성공적으로 끝났어도 다시 재발하거나 후유증으로 사망하는 환자의 수가 상당하다는 사실은 암을 치료하는 전후과정에 보완적 관리가 얼마나 중요한지를 말해준다.

그나마 한 번의 수술로 끝난 사람들은 덜하지만 재수술을 받거나 항암제와 호르몬치료, 방사선 치료를 받은 사람들은 크고 작은 후유증을 겪으며 평생을 살아가야 한다.

암환자의 5년 생존율이 꾸준히 증가하고 있다. 하지만 암은 여전히 20년 이상 사망원인 1위를 고수하고 있다. 때문에 암환자들은 병원에서 말하는 완치 판정을 받았어도 절대 방심해서는 안 된다. 암은 완치가 없는 병이다.

현대의학에서 완치라고 말하는 것은 자연사, 즉 평균수명까지 살아남았다는 의미가 아니라, 현재 확인되는 암세포가 없는 것을 말하며 5년 생존을 말하는 것이다. 즉 5년만 살아있으면 암에서는 완치된 것으로 본다는 뜻이다. 암환자들의 5년 생존율이 매년 높아지고 있는 것도 치료기술의 발전이라기보다 암의 조기진단 기술의 결과로 보는 것이 타당하다.

그러므로 암은 '완치'판정을 받았다고 해서 절대 방심하거나 안심하면 안 된다. 정기적인 검사는 물론 후유증 관리와 재발을 막기 위한 올바른 지식과 대안을 찾아야 한다.

필자는 암 치료(수술, 항암, 방사선)를 받았다면 현재 크게 증상이 없어도 드러나지 않은 손상의 위험성을 경고한다. 수술이나 항암치료, 방사선치료 후에 겪는 부작용과 후유증은 즉시 나타날 수도 있지만, 금방은 특별한 증상이 없어도 치료과정에서 여러 장기와 조직이 손상을 입기 때문이다.

암은 외부로 부터 병균이 침입해서 생기는 병이 아니라 내 몸의 정상세포가 암세포로 변하여 생기는 병이다. 암세포는 정상세포와 달리 죽지 않고 계속 분열하는 특징을 가지고 있다. 그렇기 때문에 외부에서 하는 치료의 한계를 보완하여, 안으로부터 내 몸이 스스로 힘을 회복하고, 암이 생긴 몸을 건강한 새 몸으로 바꾸어주는 영양적 접근과 식생활의 변화가 함께 이루어져야 한다.

즉, 외과수술, 항암, 방사선치료로 인해 손상된 장기와 조직을 신속히 회복시켜 암이 더 이상 자랄 수 없는 환경으로 바꾸어야 하는 것이다.

항암치료후 검사상으로는 암세포가 모두 사멸됐다고 해도, 이전과 같은 환경에서는 한개의 암세포라도 남아있으면 암은 다시 증식하기 시작한다. 또한 살아남은 암세포는 이전 항암제에 대한 내성이 생겨 더 이상 기존 항암제에 반응하지 않는다. 따라서 손상된 장기와 조직을 회복하고 더 이상 암세포가 자랄 수 없는 환경이 되기 위해선 모세혈관과 말초신경, 점막을 빠르게 회복하고 강화하는 것은 절대적으로 중요하고 시급하다.

인체의 모든 세포에 산소와 영양을 전달하고 노폐물을 배출하는 일은 모세혈관에서 이루어진다. 세포 하나하나에 발생하는 모든 증상과 신호를 감지해서 중추신경을 통해 뇌에 전달하고, 뇌에서 전달하는 명령을 각 기관의 세포에 전달하는 신경기능은 말초신경이 담당한다.

모세혈관과 말초신경에 문제가 없다면 정상세포가 암세포로 변할 이유가 없는 것이다. 여기에 항암치료까지 받게 되면 이미 손상된 모세혈관과 말초신경은 그야말로 초토화가 되는 것이다.

항암치료를 받을 때 흔히 나타나는 구토나 설사, 입안이 헐고 손톱에 색소가 침착되거나, 머리카락이 빠지는 증상뿐만 아니라 뼈와 인체의 모든 조직과 장기에 나타나는 증상들도 모세혈관 손상에서 시작된 것이다.

정영신 씨(남 68세 신장 172cm, 체중75kg)는 전립선암 수술을 받은 후 기저귀를 6개월이나 착용해야 했지만, 다행히 완치 판정을 받았다. 그러나 2년 후 직장암이 발생했다. 병원에서는 방사선치료를 먼저 시행해서 직장암의 크기를 줄인 후에 수술을 받아야 한다고 했다. 그렇게 하지 않으면 항문을 보존하기가 어려워 장을 복부로 빼내어 변을 보게 하는 인공항문을 달수도 있다는 것이다.

의사가 권하는 대로 방사선 치료를 받았는데, 속이 울렁거리고 구토증이 심해 죽을 고생을 했다고 한다. 그뿐만 아니라 방사선 치료를 받은 후 양쪽 손등과 손가락과 손톱이 까맣게 변색 되어 당시 극도의 불안감을 느꼈다고 했다.

이 같은 현상은 온몸에 문제가 있음을 보여주는 것이다. 손은 말초신경과 모세혈관이 70%나 몰려있는 부위이다.

정 씨의 경우 방사선 치료를 마치고 수술을 성공적으로 끝냈어도 마음을 놓아서는 안 된다. 방사선 치료나 항암치료를 받을 때 나타나는 대표적인 부작용으로는 오심과 구토, 탈모, 구내염 등이 있다. 하지만 이것은 빙산의 일각에 불과한 것이다.

암세포와 싸우는 면역세포(백혈구)를 이동시키고, 세포에 영양을 공급하고 노폐물을 수거해주는 인체의 모든 모세혈관이 손상을 입기 때문이다.

항암치료를 받을 때
가장 먼저 파괴되는 세포

1. **위장점막세포** : 위와 장벽을 둘러싸고 있는 점막은 모세혈관이 매우 발달해 있다. 따라서 방사선치료나 항암치료를 받을 때 제일 먼저 모세혈관과 말초신경이 손상을 입고, 이어서 점막 손상이 일어난다. 우리 몸속은 전부 점막으로 덮여 있다. 눈, 입안, 콧속, 식도, 위, 소장, 대장, 췌장, 간, 폐, 자궁, 방광, 요도, 질, 직장, 항문 등 피부가 덮여 있지 않은 부분은 점막이 대신하여 병원체가 내부로 침입하지 못하도록 한다.

2. **골수세포** : 골수의 모세혈관은 혈관벽에 다양한 크기의 창이 있는 유창성(有窓性) 혈관이며, 뼈 중심부분에 위치해 있고 조혈작용을 담당

하는 기관이다. 항암치료를 받으면 골수 세포가 파괴되어 백혈구, 적혈구, 혈소판 모두 감소하게 된다.

3. 생식세포 : 항암 치료를 받게 되면 90%이상이 불임이 되는데 그 이유는 생식능력을 상실하기 때문이다. 생식세포란 정자와 난자를 생성하는 세포를 말한다.

4. 모근세포 : 항암치료를 받으면 모근에 영양과 산소를 공급하는 모세혈관이 파괴되어 머리카락이 빠지게 된다. 모근이 완전히 죽은 상태면 머리카락이 나지 않지만, 항암치료 중에 발생한 탈모는 모세혈관이 회복되면 다시 자라는 것을 볼 수 있다.

　　항암치료를 하다가 중단하는 가장 큰 이유는 점막과 골수의 파괴 때문이다. 골수는 면역세포가 태어나는 곳이며 장점막은 인체의 면역세포 70%가 모여 있는 곳이다. 또한 면역세포를 훈련시키는 파이어판(peyer's paches)도 장 점막에 존재한다.
　　면역세포를 만드는 골수와 면역세포가 집결된 장 점막이, 회복되는 속도보다 더 심하게 파괴되면 항암치료를 중단해야 한다. 항암제의 공격에서 정상세포를 보호하고 버틸수 있는 면역력이 바닥난 상태에서 항암치료를 계속하는 것은 부작용의 위험을 높여 오히려 생명까지 위험해진다.

항암치료로 인한
콩팥손상

[사례 1]

김윤수 씨(남 58세, 신장 175, 체중68kg)는 전립선암으로 방사선 치료를 받은 후 완치판정을 받았으나 몇 년간 소변거품이 계속되어 영양치료를 시작했다. 소변에 거품이 나온 지 6년이 지났음에도 정기적으로 다니던 병원에서는 매번 콩팥에 아무 이상이 없다고 했다. 다른 병원에 가서 검사를 해 보아도 역시 신장 수치는 정상이라는 검사결과가 나왔다. 그래도 늘 불안한 마음으로 지내던 중에 지인이 소개한 『만성병 난치병 영양치료』 책을 읽고 영양치료를 시작했다.

김 씨는 영양치료를 시작한 지 4개월이 되자 소변거품이 절반으로 줄었고 8개월이 지나자 거품이 없는 정상적인 소변을 보게 되었다. 만

약 김 씨가 영양치료를 만나지 못했다면 마침내 신장병 진단을 받았을 것이고, 또 어떤 합병증이나 후유증이 더해졌을지 모르는 일이다.

사실 모세혈관 덩어리인 신장 사구체가 손상될 정도면 모세혈관이 빽빽하게 분포된 폐나 간도 이미 손상이 되었다고 봐야 한다. 특히 간은 신경세포가 적어서 70%가 손상돼도 증상이 없기 때문에 다른곳에 증상이 보일 때 미리 관리하는 것이 더 큰 위험을 제거하는 방법이라 하겠다.

신장병만 하더라도 BUN과 크레아티닌 수치가 정상 범위를 벗어나면 완치는 불가능하며 투석이나 신장이식을 늦추는 정도가 치료의 전부이다.

신장 사구체의 모세혈관은 작은 구멍이 많이 뚫려 있어 이 구멍(거름망 같은 것)을 통하여 혈액 속의 노폐물을 걸러 소변으로 배출한다. 이에 소변에 거품이나 단백뇨, 혈뇨가 장기간 지속된다면 사구체 모세혈관의 여과 구멍이 단백질이 통과할 정도로 헐거워졌거나 파열되어 제 역할을 못하고 있음을 보여주는 것이다.

항암치료로 인한
말초신경 손상

[사례 2]

이병원 씨(남 64세, 신장 168cm, 체중 62kg)는 위암 수술을 받은 지 1년 만에 전립선암이 발견되어 또 한번의 큰 수술을 받아야 했다. 그 후로 는 요실금이 생겨 기저귀를 착용하지 않으면 일상생활을 할 수 없게 되었다. 운동의 중요성을 잘 알지만 고관절과 발목 통증이 심하고, 발목 밑으로는 감각이 없어 운동을 하는 것이 많이 어려웠다.

하지만 암수술을 2번이나 받았던 이 씨는 어떻게든 하루에 5,000 보를 걷는 강한 의지를 실천했고 때마침 지인으로부터 필자가 쓴 책 『만성병 난치병 영양치료』을 소개받아 읽고 영양치료를 시작했다. 추 위를 많이 타는 체질이었지만 4개월이 지나자 변화가 나타나기 시작했다. 하체근육이 단단해 지면서 하루 10,000보를 걸을 수 있게 되었고, 근력이 생기자 기저귀 없이도 외출이 가능해졌다. 그동안 기저귀를 착용하면서 얼마나 상심이 컸던지 많이 감격해하던 기억이 선하다.

전립선암 수술 환자의 3분의1 정도는 배뇨기능 장애와 발기부전이 발생한다. 이는 전립선을 제거할 때 옆에 붙어있는 신경이 손상을 입기 때문이다.

우리 몸의 신경은 뇌에서부터 모든 신체 부위에 광범위하게 분포하고 있다. 중추신경계는 뇌와 척수를 합쳐서 말하는 것이고 말초신경은 전신에 퍼져 있는 신경을 말한다. 중추신경이 손상되면 재생이 불가능하지만 말초신경은 이 씨의 사례와 같이 시간이 걸리긴 해도 재생이 되는 신경이다.

항암치료를 받고 난 이후 손발이 저리는 것은 팔다리의 말초신경이 손상되어 나타나는 것으로 병명은 말초신경병증이다. 이는 항암치료로 인해 말초신경세포가 손상되어 위축되고, 신경세포끼리 연결고리가 약해지면서 생기는 증상이며 항암치료를 받는 환자의 약 40%에서 관찰된다고 한다.

손발 저림, 감각 이상, 온도 감각 장애, 경련 등의 증상을 보이는데 이는 항암치료가 끝난 후에도 수개월 내지 수년간 지속되기도 하며, 심하게는 평생 동안 지속되면서 환자의 삶의 질을 크게 떨어뜨린다.

운동신경 손상 : 근육의 힘이 빠지고(근무력증), 근육이 마르며, 발목을 자주 삐거나 걸려 넘어지게 되고 단추 잠그기, 지퍼 잠그기, 열쇠로 문 열기 등 세밀한 동작이 어려워지게 된다.

감각신경 손상 : 손상 정도에 따라 손발이 저리거나 바늘로 찌르는 듯한 통증 또는 감각이 무뎌지거나 감각을 못 느끼게 되기도 한다.

자율신경 손상 : 혈압과 맥박 조절이 잘 되지 않고 일어설 때 어지럽거나 시야가 흐려지는 증상이 생길 수 있고, 실신, 두통, 어깨결림, 주의집중력 저하, 소변조절 장애, 발기부전, 입마름, 안구건조, 눈부심, 변

비, 설사, 소화장애 같은 증상 등이 나타나게 된다.

　이외에도 관절통, 저림, 부종, 떨림, 현기증, 노안, 이명, 냉증, 생리통, 치매, 우울증, 초조함, 불안증 등 말초신경 손상에 의한 증상은 전신에 광범위하게 나타난다.

　위와 같은 증상은 대부분 신경보호막 손상에 의한 것으로 아래 그림을 보면 이해가 빠를 것이다.

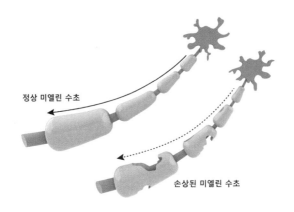

정상 미엘린 수초

손상된 미엘린 수초

신경보호막 (미엘린수초)

　앞에서 살펴본 모세혈관은 인체의 모든 세포에 영양과 산소를 전달하고 노폐물을 배출하는 역할을 한다. 말초신경은 세포 하나하나에 나타나는 모든 상황을 중추신경을 통해 뇌에 전달하고, 뇌에서 전달하는 명령을 세포까지 전달해주는 역할을 하고 있다.

그리고 우리 몸의 신경은 머리에서 발 끝까지 전신에 걸쳐 넓게 분포되어 있으며, 그 길이가 무려 72km에 달한다. 그리고 중요한 신경일수록 신경보호막이 두껍게 형성돼 있다. 신경은 전기가 흐르는 전선과 같은 역할을 하는데 그 구조도 전선과 매우 유사하다. 전기가 통하는 구리선이 전선 피복(절연체)에 싸여 있는 것처럼, 신경은 전기가 통하지 않는 성질의 지방막이 둘러싸고 있다.

이 지방막을 '미엘린수초'라고 부르는데 책에서는 이해가 쉽도록 '신경보호막'이라고 하겠다. 신경보호막의 역할은 전기신호가 누출되거나 흩어지지 않게 보호하는 것이다.

신경보호막이 전선과 다른 점은 그림과 같이 신경 전체를 감싸지 않고 중간 중간 끊겨 있는 것이다. 신경에 흐르는 전기신호는 신경보호막이 없는 부분, 즉 신경이 노출되어있는 부분을 뛰어넘으며 전기신호를 전달한다. 신경의 전달속도가 빠른(초속 약 60~120m) 이유는 신경의 모든 부분을 거치지 않고 점프를 하듯 건너뛰며 전달되기 때문이다.

신경보호막이 손상되면 앞에 서술한 것 처럼 다양한 증상들이 나타나는데 전기신호가 느려지거나 끊기거나, 누출되어 엉뚱한 곳에 흘러 들어가거나 잘못된 신호가 전달되기 때문에 다양한 신체적, 정신적 반응들을 보이게 된다.

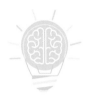

암은 절대
쉽게 생기지 않는다

현대인은 3명 중 1명이 암에 걸린다는 위협적인 현실을 살고 있다. 지금 암환자가 아니더라도 기대 수명인 83세까지 살게 될 경우, 암에 걸릴 확률은 37.4%로 조사됐다.

그러나 통계는 개인에게 아무 의미가 없다. 걸린 사람은 100%처럼 안 걸린 사람은 0%처럼 암을 이해하고 받아들이기 때문이다.

암 발병을 높이는 원인으로는 낮은 면역력, 잘못된 식습관과 생활습관, 스트레스, 유전 등을 꼽고 있다. 면역력은 외부, 혹은 내부의 적을 처리하고 방어할 수 있는 능력이므로 낮은 면역력은 암 뿐만 아니라 모든 질병에 취약한 원인이라고 할 수 있다.

그러나 필자가 그동안 만났던 암환자들 중에서 나만큼 스트레스에 약하고 면역력이 약한 사람은 만나보지 못했다. 그래서 나는 암환자와 상담할 때 "낮은 면역력이 암의 원인이 될 수 있지만 선천적으로 몸이 약한 사람들은 암이 잘 안생긴다."라는 이야기를 하곤 한다. 처음엔 다들 의아해 하지만 설명을 듣고 나면 대부분 고개를 끄덕이고 수긍한다.

다음 사례를 보면 이해가 될뿐더러 본인의 건강상태에 따라 어떤 부분을 더 주의해야 할지도 참고가 될 것이다.

[사례 3]

이상수 씨(남 64세 신장 172cm 체중 75kg)는 14년 전 B형간염 진단 이후 간경화가 시작되어 그로부터 8년 후 간암 진단을 받았다. 색전술을 2차례 받고 암 크기가 줄어들었으나 다시 암이 커지기 시작하여 방사선 치료를 받게 되었다. 이 씨는 방사선 치료와 동시에 영양치료를 시작했다. 놀라운 사실은 색전술을 2회, 방사선 치료를 30회나 받았지만 색전술이나 방사선치료후에 오는 부작용을 겪지 않았다는 것이다. 방사선치료를 30회에 걸쳐 받았으나 암의 크기가 줄어들지 않자 담당의사가 표적항암치료제를 권해 복용하고 있다는 전화가 왔다.

이씨는 간대폐소(肝大肺小)로 간이 크고 폐가 작은 장부형태를 가진 태음인 체질이다. 이 체질을 가진 사람은 특별한 운동을 하지 않아도 근육 자체가 크고 단단하다. 소음인이나 소양인은 운동을 많이 해도 잔 근육이 조금 발달하는데 반해, 태음인은 조금만 운동을 해도 근육이 잘 만들어지며, 게다가 스트레스에 강하고 몸이 따뜻한 체질이다 보니 색전술을 받을 때도 아무런 부작용을 느끼지 못했다.

색전술이란 암세포에 양분을 공급하는 혈관에 항암제를 주입하고 색전 물질로 혈관을 막아 암세포를 죽이는 치료법을 말한다. 색전술을 받고나면 두통, 발열, 복통, 식욕부진, 소화불량, 통증 등이 나타나거나 조영제에 알레르기 반응을 보이는 경우 전신에 걸친 피부발적 등이 일어나며 항암제를 주입한 사타구니 부분에 멍이나 부종이 나타나기도 한다.

방사선치료의 부작용도 매우 심각하다. 간암 환자의 경우 상복부에 방사선을 받기 때문에 치료를 받는 동안 메스꺼움과 구토 증세가 생길 수 있고 복통이나 위, 십이지장에 염증 또는 궤양이 생기게 된다. 하지만 이 씨는 그 어떤 증상도 없었으며 오히려 뱃살이 더 늘었다고 했다.

물론 방사선 치료 당시 영양치료를 병행했으니 모세혈관이나 신경 보호막, 점막 등이 손상에서 보호가 됐겠지만, 워낙 건강한 체질이니 가능한 결과일 것이다.

그러나 표적항암제 치료를 시작한 이후 숨가쁜 증상과 설사가 계속되면서 체중이 8kg이나 빠져 약을 끊었다는 연락이 왔다. 우선 보신탕과 염소탕을 한 달 정도 먹도록 권했는데, 2개월 정도 지나자 체중이 5kg정도 증가했다고 했다. 그 이후로는 암이 얼마나 커졌는지

전이됐는지 확인을 하기 위해 검사만 받고 병원에서 권하는 치료는 모두 끊고, 영양치료만 하고 있다.

[사례 4]

이혜란 씨(여 54세, 신장 157cm, 체중 58kg)는 부신암(콩팥 위에 있는 내분비기관)으로 수술을 받은 사람이다. 수술한지 얼마 지나지 않아 췌장에 물혹이 발견되어 췌장 70%를 절제했는데, 그 후 또 간에 1.5cm 크기의 암이 발견되었다. 그런 몸으로 매일 1시간 30분은 빠짐없이 운동을 한다고 했다. 암이 생기기 전에는 몸이 따뜻했는데 요즘은 손발이 차고 추위를 많이 타며, 백혈구 수치가 계속 낮게 나와 간암 치료를 미루고 있는 상황이라고 했다.

영양치료를 시작한 지 3달 정도 지난 후 손발이 따뜻해지면서 컨디션도 좋아지고 백혈구 수치가 올라, 간암 치료를 시작했다는 연락이 왔다. 4회에 걸쳐 항암치료를 받았는데 자신은 큰 부작용을 못느꼈으나 같이 항암치료를 받는 사람들 중에 부작용을 견디지 못해 중단한 사람들이 많았다고 한다.

이 씨 역시 암이 생기기 전에는 감기 한번 걸린 적이 없었던 건강한 사람이었다. 부신에 생긴 암을 수술하고, 췌장의 70%를 절제하는 수술까지 받고도 특별한 후유증 없이 잘 견디는 모습에 의사도 많이 놀라워했다고 한다.

부신은 인체에 아주 중요한 호르몬(부신피질호르몬)을 만들어내는 기관이고, 또한 췌장은 소화액을 소화관으로 분비하는 외분비 기능과 호르몬을 혈액 중에 분비하는 내분비 기능을 모두 가지고 있는 기관이다.

큰 수술을 연거푸 한 상태로 간암 치료를 위해 항암치료까지 받고도 여전히 하루 1시간 이상 운동을 할 수 있을 정도의 건강을 유지하고 있다는 것은 몸이 약한 필자로서는 상상이 안 되는 일이다.

[사례 5]

차희순 씨(여 56세, 신장 157, 체중58kg)는 갑상선암으로 수술과 방사선 치료를 받고 난 후에 입안 점막이 헐고 짓무르는 증상으로 7년을 고생하다가 지인의 소개로 영양치료를 시작했다. 증상은 혀와 잇몸, 입천장뿐 아니라 질과 항문까지도 짓물렀고, 안구건조 증상도 아주 심했다. 소화기관도 예민해져서 수술전과 달리 못먹는 음식이 많아졌다. 상담을 통해 차 씨는 현재 드러난 일부 점막뿐만 아니라 몸 전체 점막이 다 손상된 상태였음을 알 수 있었다.

영양치료를 시작하고 3개월이 지날 무렵부터 혀, 잇몸, 입안, 질, 항문에 나타나던 증상들이 호전되기 시작했고 눈이 아플 정도로 뻑뻑했던 안구건조 증상도 상당히 호전되었다.

우리 몸의 바깥 부분은 모두 피부로 덮여있듯이, 몸속은 전부 점막으로 덮여 있다. 눈, 입안, 콧속, 식도, 위, 소장, 대장, 췌장, 간, 폐, 자궁, 방광, 요도, 질, 직장, 항문 등도 모두 점막으로 덮여있으며 항상 촉촉하고 미끄러운 상태가 건강한 점막이다.

인체의 모든 점막이 면역에 관여하고 있지만 소장 점막은 특별하다. 우리 몸의 면역세포의 70~80%가 이곳에 존재하기 때문이다. 때문에 항암치료로 인하여 소장 점막이 파괴되면 면역력이 떨어지는 것은 물론이고 유해물질과 바이러스가 쉽게 침투할 수 있는 환경으로 바뀌어 버린다.

암환자들은 방사선치료나 항암치료를 잘 이겨냈어도 장 점막을 철저히 관리해야 한다. 점막이 손상된 상태로 방치될 경우 그 틈으로 각종 세균과 기생충, 박테리아, 곰팡이 균이 침투하기 때문인데, 의외로 하찮은 바이러스, 병균, 곰팡이균 때문에 사망하는 암환자들의 수가 적지 않다.

[사례 6]

이종진 씨(남 53세, 신장 162cm, 체중54kg)는 위암으로 위의 절반을 잘라냈고, 2년 후 전립선암이 발견되어 또 수술을 받았다. 그리고 겨드랑이에 혹이 생겨 검사를 받게되었는데 다행히 악성은 아닌 경계성 종양이었다.

이 씨는 두 차례에 걸친 암수술로 체력이 많이 떨어졌다고 했고 몇 가지 불편한 증상들이 있었지만 영양치료를 받게 된 직접적인 이유는 심장이 불규칙하게 뛰는 부정맥증상 때문이었다. 영양치료를 시작하고 3개월쯤 되자 부정맥 증상은 거의 안정이 되었다.

위암 수술을 받을 당시 영양치료를 알았더라면 두 번째 수술까지는 받지 않았을 거라는 아쉬움이 들었다. 건축업을 하시는 분인데 얼마나 건강한 지 암수술을 2번이나 받은 후에도 과로하는 날이 많았다고 한다.

이 씨는 부정맥이 돌연사의 가장 큰 원인이라는 것을 알고 있었다. 심장이 불규칙적으로 뛰는 증상으로 인해 다급함을 느끼지 못했다면 영양치료를 알 기회도 없었을 것이다.

이미 두 가지 암이 생길 정도로 면역이 뚫린 상태에서 그대로 방치됐다면 경계성종양도 어떻게 진행되었을지 알 수 없는 일이다.

[사례 7]

문영순 씨(여 53세, 신장 168cm, 체중59kg)는 위암 수술을 받고 방사선 치료를 마칠 때까지 꽤 오랜 시간이 걸렸지만 특별한 부작용이나 큰 불편이 없었다고 한다. 여성 의류 사업가인 이 씨는 방사선치료를 받으면서도 주말과 공휴일에도 쉬지 않고 일을 할 수 있을 정도로 건강한 사람이었다.

문 씨가 영양치료를 시작하게 된 것은 어깨 수술(회전근개 파열)후유증 때문이었다. 어깨 힘줄이 파열되어 수술을 2번이나 받았지만 통증이 계속되어 고생을 하고 있을 때 책을 통하여 영양치료를 알게 되었다.

영양치료를 시작하고 3개월만에 통증이 거의 사라졌고 어깨를 자유롭게 움직일 수 있게 되어 중단했던 골프를 다시 시작하게 되었다며 감사 전화가 왔다.

필자는 어깨보다 암이 다시 재발하지 않도록 몸 관리를 잘 하라고 당부했다. 수술과 방사선 치료로 완치판정을 받았고 현재까지는 특별한 증상이 없지만, 치료과정에서 여러 장기와 조직이 많이 손상된 상태라는걸 설명해 주었다. 또한 암이 자랄 수 있는 환경은 변하지 않고 그대로라는 점을 이해시키고 모세혈관과 말초신경, 점막을 강화시켜 암세포가 다시 자랄 수 없는 환경을 만들도록 당부했다.

[사례 8]

최유식 씨(남 48세, 신장 168, 체중 64kg)는 5년 전에 갑상선암 수술을 받았던 사람이다. 갑상선암은 암 축에도 안 낀다는 말을 듣고, 수술을 받고 나서도 식습관이나 생활습관을 바꿔야겠다는 생각은 전혀 해 본 적이 없다고 했다.

최 씨는 감기 한번 걸린 적이 없을 만큼 건강했지만, 많은 사람을 상대하는 사업을 하다 보니 스트레스가 많았는데, 스트레스를 주로 먹는 것으로 푸는 편이었다. 수술 후에도 이전과 똑같은 식생활을 했고 저녁식사 후 밤늦은 시간에도 피자나 베이컨과 치즈가 든 빵을 즐겨 먹었다고 한다.

자신을 돌아보기 시작한 것은 신장암이 발생하여 오른쪽 신장 하나를 떼내고 나서다. 그 뒤로는 시간이 날 때마다 건강관련 서적을 많이 읽었다고 한다.

최 씨가 영양치료를 시작하게 된 것은 허리디스크 때문이다. 8년 전에 요추 3번과 4번 사이 디스크가 파열되어 수술을 받았는데 다시 통증이 시작된 것이다. MRI를 찍어봤더니 8년전에 수술을 받은 바로 아래부위(요추 4번과 5번 사이) 디스크가 밀려나와 신경을 누르고 있었다.

수술을 해야 할지 말아야 할지 고민하던 중에 목디스크와 허리디스크로 오래 고생했던 학교 선배로부터 영양치료에 대한 이야기를 듣고 곧바로 영양치료를 시작했다. 2달이 지나자 통증이 잡히면서 허리에 힘이 생기기 시작했다. 5개월이 지나자 근육이 빠져 홀쭉했던 엉덩이와 허벅지 근육이 붙기 시작하여 2시간 정도 걷는 것도 가능해졌다.

최 씨는 암수술을 2번이나 받은 몸이지만 허리가 아프지 않았다면 영양치료를 시작하지 않았을 것이다. 그래서 필자는 최 씨와 만나 오랜 시간 상담을 했다.

신장 기능이 떨어지면 뼈를 둘러싸고 있는 근육과 인대가 약해지게 되는데, 근육과 인대가 퇴행이 많이 진행된 상태에서 수술을 받을 경우 허리후유증도 문제지만, 암수술을 2번이나 받은 최 씨의 몸은 이미 암세포가 자라기 좋은 환경에 와있다는 점을 설명했다. 만약 8년 전 디스크 파열로 수술을 받을 당시 모세혈관을 관리할 수 있는 방법에 대해 알았더라면 두번의 암이 발생할 정도로 몸이 나빠지지 않앉을 거라는 필자의 설명을 최 씨도 어느 정도 수긍하는 것 같았다.

영양치료를 시행한 사람들 중에는 디스크나 척추관협착증으로 시술·수술을 받은 뒤 재발과 심한 후유증을 관리하기 위해 시행하는 사람들이 가장 많다. 그중에는 수술을 2번 받은 사람들이 가장 많았고 3번이나 4번까지 받고 나서 마약진통제 없이는 생활을 못하는 사람들도 한 달에 한두 명 정도 만날 수 있었다.

디스크나 척추관협착증, 앞에서 다룬 심·뇌혈관질환과 같은 거의 모든 질병은 모세혈관이 좁아지거나 막히면서 시작된다. 암도 그렇게 시작된다. 하지만 암이 무서운 이유는 처음엔 모세혈관으로부터 영양과 산소가 차단되어 암세포가 되지만, 일정한 단계가 지나면 스스로 혈관을 만들어 양분을 흡수하고 세력을 키울 뿐만 아니라 그 신생혈관을 통하여 다른 장기로 전이를 일으키게 된다.

사람의 몸에는 60조개의 세포, 6천경개의 신경세포가 존재하고 있으며 이 모든 세포는 모세혈관에 의해 생존이 결정된다. 모든 세포는 모세혈관을 통하여 영양과 산소를 공급받고 노폐물과 이산화탄소를 배출하기 때문이다. 디스크와 척추관협착증의 원인이나 암이 발생한 원인은 다르지 않다. 모세혈관이 건강해서 충분히 제 기능을 한다면 변종세포가 생기거나 디스크가 돌출되거나 척추관이 좁아질 이유가 없는 것이다.

[사례 9]

이영미 씨(여 54세, 신장 165, 체중 58kg)는 유방암 수술 후에 방사선치료와 항암치료를 받고 완치 판정을 받은 사람이다. 이 씨가 영양치료를 시작한 것은 림프부종 때문이다. 병원에서 지시한대로 압박붕대와 압박스타킹을 사용해도 전혀 좋아지지 않았고 나중에는 거동이 어려울 정도로 부종이 심해 서 1년이 넘게 고생을 했다.

젊은 나이에도 허리와 무릎 통증이 심했고, 항암치료 후유증으로 빠졌다가 새롭게 난 머리카락은 너무 가늘고 푸석했다. 검게 변한 손톱도 전혀 돌아올 기미가 없어서 건강도 건강이지만 여성으로서도 상심이 컸다고 한다.

영양치료를 시작하고 2개월이 지나자 여러 증상들이 차츰 호전되기 시작 했고 8개월이 지나자 림프부종 증상은 완전히 개선되었다. 뿐만 아니라 가늘고 힘없던 머리카락이 굵어지고, 손톱은 연한 분홍빛을 찾았다. 허리와 무릎 통증도 많이 좋아져서 컨디션이 거의 이전 상태로 회복 되었다.

기쁜 소식은 머리카락, 손톱, 무릎, 허리 등 모두가 이전 상태로 회복되었고, 1년후에 받은 정기검사에서도 아무 이상이 없다는 결과를 전해 주었다.

그러나 암이 생길 수 있는 환경이 수년간 누적되어 병이 온 것처럼, 더 이상 암이 자랄 수 없는 몸으로 완전히 바뀔 때까지 몇 년간은 지속적으로 모세혈관과 말초신경, 점막을 관리하도록 방법을 알려주었다.

림프부종은 유방암 수술 후에 흔히 발생하는 부작용으로 유방암 수술을 하면서 겨드랑이 부위에 림프를 절제하거나 방사선 치료를 하며 림프 흐름에 장애가 생겼을 때 발생하게 된다. 수술 직후, 혹은 수술 후 2~3년이 지나면서 발생한다.

림프 조직의 주요 기능은 모세혈관에서 누수되는 단백질성 물질을 다시 순환계로 되돌려 보내는 작용이다. 림프관은 온몸에 분포되어있고, 모세혈관보다 크며, 가장 작은 정맥보다는 작다. 모세혈관의 혈액 순환이 원활해지면 림프 순환, 정맥 순환도 원활해진다.

[사례 10]

정영수 씨(남 69세, 신장 178, 체중 68kg)는 9년 전에 폐암 진단을 받고 방사선치료 후에 완치판정을 받은 사람이다.

폐암 중에서 가장 악성인 '소세포암'으로 크기가 10cm나 됐지만 방사선치료 30회를 받고 완전히 소멸됐다. 그 후 6개월에 한 번씩 정기검진을 받았고 그렇게 5년이 지나 완치판정을 받았다. 운동선수 출신인 정 씨는 9년전 폐암 치료를 받을 당시에는 체력이 대단했다고 한다.

그러나 9년 후 재발한 암은 크기가 아주 작았지만 그때와는 달리 방사선치료를 15차례나 받아도 암은 작아지지 않았고 체중이 10kg이나 빠지면서 체력이 떨어져 몸을 가누기가 힘들다고 했다.

방사선치료를 시작하고부터 기침을 하기 시작했는데 멈추지를 않아 치료를 계속할 것인가 말 것인가 고민하고 있을 때 지인이 소개한 책『만성병 난치병 영양치료』을 읽고 영양치료를 시작했다. 다행히 기침이 많이 줄어들고 체력도 조금 나아져 방사선치료를 받을 수 있게 되었다.

정 씨는 4년 전에는 급성 심근경색으로 스텐트를 두 개나 넣어야 했다. 정 씨에게 암이 생긴 것과 심장질환이 온 것은 원인이 각각 다른 것처럼 보이지만 다르지 않다. 여러번 언급하지만 모세혈관이 좁아지거나 막히지 않았다면 암이든 심근경색이든 발생하지 않았을 것이고, 암이 재발하는 일도 없었을 것이다.

10명의 사례를 살펴보았는데 6명은 항암치료후 부작용이나 후유증 때문에 영양치료를 시작한 것은 아니었다.

이들은 부정맥, 신장병, 점막 손상, 어깨 회전근개파열, 허리 디스크 등의 증상이 심해서 영양치료를 시작했지만 항암치료 후유증에 대한 잠재된 증상들을 몇가지씩 가지고 있었다. 나머지 4명은 이미 겪고 있는 항암후유증 관리와 추후에 발생할 수 있는 후유증 예방을 위해 시작했다.

이들은 하나같이 왕성한 체력을 가진 건강한 사람들이었다. 과식을 해도 흔한 소화불량도 없었고, 웬만큼 많은 일을 하고 무리를 해도 잘 견디던 사람들이었다. 그러나 건강한 사람이라고 어찌 탈이 없었겠는가? 몸에서는 분명 불편한 신호를 보냈을 것이다. 다만 건강하고 체력이 받쳐주니 웬만한 증상들은 무심코 넘기는 동안 불건강한 습관들이 쌓이고 쌓여 만든 결과라 본다.

특히 [사례 3] 이상수 씨는 50권이 넘는 책을 펴낸 유명 작가이다. 간염을 앓은 지가 20년이나 됐는데 그런 상태로 극한의 고통을 감수하는 창작일을 계속해왔던 것이다.

대부분의 간암은 간염 바이러스에 의한 것으로, 간이 무리를 하거나 심한 자극을 받아 손상과 회복을 반복하는 중에 간이 굳어지게 된다. 이 씨의 경우 간경변 진단을 받았을 때도 아무 자각증상이 없었고 간암이 발견되었을 때도 자각증상이 없었던 사람이다.

지금 이 순간에도 우리 몸에선 매순간 암세포가 생기고 사라지는 일이 반복된다. 믿기 힘들겠지만 하루에도 5천~1만 개의 암세포가 끊임없이 생겨나고 있다. 그럼에도 불구하고 모두가 암환자가 되지 않는 이유는 면역세포가 혈관을 타고 온몸을 돌며 암세포를 찾아내 공격하고 사멸시키기 때문이다. 장 점막은 인체의 면역세포 70%가 밀집된 곳이며, 면역세포의 전투력을 높이기 위해 파이어판(peyer's paches)이라는 특별한 훈련장까지 준비돼 있다.

장 점막에서 잘 훈련된 면역세포는 암세포를 발견하면 즉시 사멸시켜버린다. 그러나 간이 섬유화되어 굳으면 혈관이 눌려 혈액이 간으로 가지 못한다. 혈액이 돌지 않는 곳은 면역세포가 침투할 수 없기 때문에 암세포를 발견해도 속수무책이다.

이처럼 암이 발생하기 좋은 환경이 되었다고 해서 한순간에 암세포가 커지거나 전이되는 것은 아니다. 이 사실은 암을 예방하고 또 암을 치료한 후에 사후관리를 함에 있어서 매우 중요하게 인지해야 할 사실이다.

보통 검진 때 발견되는 암의 크기는 약 $1cm^3$(무게 약 1g)인데, 세포수로 가늠하면 약 10억 개 정도다. 그리고 암이 $1cm^3$ 성장하려면 10년 정도 걸린다고 한다. 간암에 걸리려면 간염을 적어도 10년 이상 앓아야 하는데, 간암과 폐암, 위암, 췌장암 등은 발병하기까지 대략 15~20년, 유방암은 8~10년, 대장암은 5~10년이 걸린다고 한다.

즉, 암은 어느 날 갑자기 발생한 것이 아니라 수년, 수십 년간 암이 생길 수밖에 없는 환경을 오래도록 방치한 결과인 것이다.

그러므로 암은 아무리 치료결과가 좋아도 절대 안심해서는 안 된다. 수술, 항암, 방사선 등의 표준 암치료 후에는 치료 받은 기간의 2배 이상 손상된 조직을 복구하고 면역력을 회복하는 시간을 가져야 한다. 항암과 방사선 치료과정을 거치면 암세포만 사멸되는 것이 아니라 더 많은 정상세포도 함께 제거되고, 면역력도 고갈되어 인체는 암이 더 쉽게 생길수 있는 환경으로 변했기 때문이다.

면역력이 회복되지 않은 상태에서 재발할 경우 전신으로 전이되는 다발성 암으로 진행되고 전이 속도 또한 매우 빠르다는 사실을 유념해야 한다.

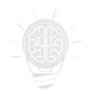

항암치료 부작용·후유증에 필요한
영양치료 처방

항암치료로 인해 신경손상이 심한 경우 레시틴골드나 파워레시틴 중 한 가지를 추가해서 총 4가지 제품을 처방한다. 그외에는 손상된 모세혈관과 점막을 복구하고 면역세포(NK세포)를 활성화하는 '채움후'와 '채움에이스' 그리고 굼벵이로 만든 '아미노굼'이나 '에이스굼'등 3가지 제품을 사용한다.

'채움후'는 면역세포의 약 70%가 모여있는 장점막을 비롯한 인체의 모든 점막세포를 빠르게 재생하여 정상적인 기능을 할 수 있게 해준다. '채움에이스'는 모세혈관을 열어주고 암세포, 바이러스, 세균 등을 사멸시키는 면역세포(NK세포)의 기능을 활성화시켜주는 제품이다.

제품의 기능성과 개발 동기에 관한 설명은 Part7에 자세히 서술되어 있다.

최근에 개발한 굼벵이로 만든 제품에 대해 잠깐 살펴보면, 동의보감을 인용한 농업과학기술원 곤충자원관 자료에 의하면 굼벵이는 특히 간에서 비롯되는 질병 즉, 간암, 간경화, 간염, 누적된 피로의 해소 등을 포함하여 월경불순, 시력감퇴, 백내장, 금창(金瘡), 산후풍(産後風), 악성종기, 구내염(口內炎), 파상풍, 중풍 등의 성인병을 치료하는데 효과가 있다고 알려져 있다.

그뿐 아니라 2011년 농촌진흥청은 충남대, 경북대 연구진과 함께 혈관에서 혈전을 제거하는 성분 '인돌 알칼로이드'라는 물질을 찾아냈다.

그러나 식약처는 2016년이 되어서야 굼벵이를 식품 원료로 인정했는데, 식약처에 등록된 혈행 개선 원료 가운데 식물과 어류, 조류는 있지만 곤충이 소재가 된 것은 처음이다.

필자에게 뇌경색과 심근경색으로 영양치료를 받고 있는 윤종선 씨는 상담 중에 25년전쯤 평소 가까이 지내던 동네 친구 구모 씨의 이야기를 들려주었다. 윤 씨는 구 씨가 간암으로 시한부 선고를 받고 죽을 날만 기다리다 굼벵이를 먹고 조금씩 호전되고 있다는 사실을 알게 되었다. 이를 알게 된 동네 사람들 모두가 굼벵이를 구해다가 구씨에게 가져다줬다고 한다.

그로부터 2년 후 간암이 깨끗하게 나았는데, 요즘은 마을사람들 중에 구 씨가 제일 건강하다고 한다. 국내 간암 환자 3명 중 2명은 5

년 안에 사망하는 것으로 알려져 있다. 6개월 시한부 판정을 받은 구 씨가 살아날 수 있었던 것은 구 씨를 살리기 위해 온 마을 사람들이 발 벗고 나섰기 때문이라는 생각이 든다.

20년 전쯤 필자의 지인 중에도 40세 정도 나이에 유방암이 재발하여 30회에 걸친 방사선 치료를 받을 때 굼벵이를 계속해서 먹고 치료를 이겨낸 사례가 있다. 소음인은 근육이 적고 점막이 얇아서 항암치료나 방사선치료를 받게 되면 치료도중에 사망의 위험이 높은데 지인은 지금까지도 건강하게 잘 살고 있다.

영양치료를 받고 있는 환자들 중에도 강원도, 충청도, 전라도 지역에 사는 사람들로부터 이와 유사한 굼벵이에 대한 경험담을 많이 접할 수 있었다.

최근에 출시된 굼벵이 제품(아미노굼 · 에이스굼)은 목 넘김이 쉽게 '환'형태로 만들어졌으며 휴대하기 쉽도록 3g씩 스틱형 파우치로 포장되어 있다.

옛날에는 썩은 나무 속이나 두엄 속, 오래된 초가집의 볏짚 지붕을 다시 이을 때 굼벵이를 구할 수 있었으나, 요즘은 많은 농가에서 굼벵이를 사육하고 있어 원료 수급의 어려움은 없었다. 그리고 굼벵이를 사육하는 사람들은 하나같이 암이나 각종 난치병을 굼벵이로 고친 사람들이어서 더욱 믿음이 갔다.

제품을 만들자마자 본인은 물론 다급한 환자들에게 임상을 해본 결과 기대 이상의 효과가 나와서 요즘은 하루하루가 놀라움의 연속이다.

항암치료를 받는 환자에게 가장 중요한 것은 음식을 골고루 잘먹고 치료를 견딜수 있는 체력을 유지하는 것이다. 그러나 항암제나 방사선 치료를 받게되면 입안과 식도, 위점막 등이 헐어 음식을 제대로 먹지 못하는 환자들이 많다. 암 환자들은 조기 포만감, 식욕 부진, 특히 쓴맛에 대해 예민해지면서 육류에 함유돼 있는 철분의 맛까지 느끼게 되는데, 이는 단백질 급원인 육류를 거부하는 원인이 되기도 한다.

따라서 이들에게 있어서는 정상적인 세포재생을 위한 양질의 단백질과 영양을 충분히 공급해주는 것이 무엇보다 중요하다.

음식을 제대로 먹지 못하거나 먹어도 흡수하지 못하는 환자들에게 영양치료 만큼 효과적이고 절대적인 치료법은 없다. 특히 굼벵이는 항암치료 과정에서 짓무르고 헐은 식도와 위점막을 치료해줌과 동시에 양질의 단백질을 공급해준다.

굼벵이는 단백질이 58%나 함유된 고단백 식품이다. 게다가 굼벵이는 항혈전 치료성분인 '인돌 알칼로이드'를 다량 함유하고 있으며 악혈(惡血)과 어혈(瘀血)을 풀어주고 염증을 없애주는 소염작용도 뛰어나다.

더욱이 영양치료는 굼벵이 제품뿐 아니라 모세혈관과 점막을 복구해주고 면역세포(NK세포)를 활성화해주는 '채움후', '채움에이스'를 함께 처방함으로써 자연산 굼벵이에 비해 부족한 효과를 그 이상으로 보완하게 되었다.

이제 남은 과제는 모세혈관이 손상되거나 막히지 않도록 하려면 어떻게 해야 하는지를 알고 그것을 고치는 것이다.

만약 자신에게 불량한 식습관과 수면, 밤낮이 바뀐 생활, 과로, 운동 부족 등의 잘못된 습관이 있다면 고쳐야 한다. 암 예방을 위해서는 모세혈관에 대한 이해와 음식관리가 전부라고 해도 과언이 아닌 만큼 다음 장을 잘 살펴보기 바란다.

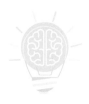

모세혈관 자세히 보기

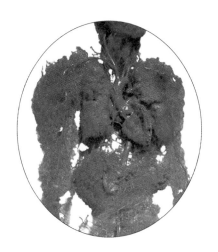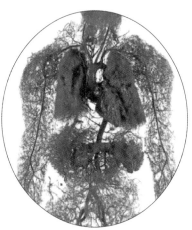

20대(왼쪽)와 60대(오른쪽)의 모세혈관 모습
60대는 20대에 비해 40%나 모세혈관이 감소한다

모세혈관은 건강한 사람들도 45세부터 줄어들기 시작하여, 그림에서 보듯 60대에는 20대에 비해 모세혈관이 40%나 감소한다. 그러나 모세혈관은 나이가 들어도 얼마든지 늘릴 수 있으며 바로 그 방법이 영양치료의 핵심이다.

암의 종류는 다양하고 환자 상태도 천차만별이지만 암이 생기지 않는 장기가 있다. 심장과 비장 그리고 소장이다. (단 소장은 극히 드물게 암이 발생하는 것으로 최근 보고되고 있다)

암이 발생하지 않는 장기의 특징은 열이 많다는 것이다.

심장은 몸 전체 열 생산량의 11%를 만들어낸다. 비장도 많은 양의 혈액이 통과하기 때문에 그 자체로 온도가 높으며, 소장 역시 음식을 소화하기 위해 계속 연동운동을 하므로 40도 정도의 열을 발생시킨다. 이처럼 암이 생기지 않는 장기의 특징은 체온이 높다는 것이다.

반면 위나 식도, 폐, 자궁 등의 장기에는 암이 잘 생긴다. 속이 빈 튜브 형태여서 자체 온도가 낮다. 갑상선이나 여성의 유방, 남성의 전립선은 외부로 돌출되어 있다보니 체온이 낮고 암이 잘 생기는 것이다.

실제로 암 환자들은 정상인의 평균 체온 36.5℃ 보다 낮은 35℃ 정도의 체온을 가졌다고 알려져 있다. 낮은 체온과 산소와 영양이 결핍된 곳이 바로 암세포가 좋아하는 환경이다.

우리 몸의 체온을 일정하게 유지하게 하는 것은 모세혈관이 하는 일이다. 인체 내 혈관의 90% 이상 차지하는 모세혈관은 열을 밖으로 배출해야 할 때는 피부 가장 가까이에 있는 모세혈관이 확장돼 혈액량을 증가시키고 피부 표면의 온도를 높인다. 반대로 체온이 내려가면 피부 근처의 모세혈관이 수축돼 피부 표면의 혈액량이 줄어들고 온도가 낮아져 체외로 열이 빠져나가는 것을 막아 체온을 일정하게 유지해준다.

암세포를 찾아 파괴하는 면역세포(NK세포)는 체온이 낮아져 모세혈관이 수축한 상태에 있으면 암세포를 발견해도 공격하지 못한다. 혈액이 돌지 않는 곳은 면역세포가 들어갈 수 없기 때문이다.

암세포가 생길때마다 즉시 공격하여 암이 재발하지 않도록 하기 위해서는 NK세포가 충분히 활동할 수 있도록 모세혈관이 잘 정비되어 있어야 한다.

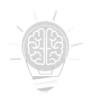

암의 재발과 전이를 막는
식이요법

콜레스테롤, 중성지방, 요산 등의 노폐물을 많이 발생시키는 음식은 모세혈관을 막아 세포를 굶주리게 하는 요인이 된다. 세포가 굶주리게 되면 장기의 기능을 떨어뜨림은 물론 돌연변이 세포를 만들기 때문에 식이요법은 또 다른 형태의 치료라고 할 수 있다.

모세혈관은 머리카락보다 10배쯤 가늘다. 따라서 이전과 같이 노폐물 발생이 많은 음식을 계속해서 섭취한다면 한쪽은 열어주고 한쪽은 막아버리는 꼴이 되어 영양치료의 효과를 제대로 보기는 어렵다. 모세혈관은 현재 의학계에서도 큰 관심분야로 주목하고 있지만 현미경이 발달하기 전까지는 그 누구도 모세혈관의 존재를 알지 못했다.

아래 설명을 잘 이해하여 암의 재발과 전이를 예방하는 관리가 되기를 바란다.

1. 동물성 단백질

동물성 단백질인 육류는 어느 종류나 포화지방과 불포화지방이 같이 함유돼 있다. 따라서 어떤 고기를 섭취해도 콜레스테롤과 중성 지방의 문제에 있어서는 자유롭지 못하다.

소고기, 돼지고기, 닭고기 등 육류는 부위에 따라 단백질보다 지방이 더 많기도 하다. 예를 들어 입에서 살살 녹는 꽃등심 100g에는 지방과 단백질이 각각 20g 내외 함유되어 있고, 삼겹살에는 단백질 함량의 5배나 되는 지방이 들어있다. 흔히 식당에서 삼겹살 1인분을 주문하면 200g 정도를 주는데, 이 중 절반 이상이 지방이고, 지방의 40%가 포화지방이다.

이와같은 불편한 사실에도 불구하고 항암치료를 받은 사람들은 단백질을 필수로 보충해 주어야 한다. 건강할 때는 야채나 과일 곡류에 함유된 단백질만으로도 충분하지만, 심각한 세포손상을 겪은 사람은 반드시 동물성 단백질을 섭취해야 빠르게 세포를 재생하고 힘을 낼 수 있다.

그러나 기름기가 많은 고기, 즉 포화지방이 많은 육류는 절대 피해야 한다. 필자는 오리, 양, 염소 고기를 권한다. 쉽게 구할 수 있는 오리고기는 불포화지방의 비율이 70%로 육류 중에서는 가장 높고 또한 채소, 과일과 같이 약알칼리성 식품이다.

그래서 오리고기는 매일 섭취해도 좋지만 일일 섭취량은 체중 1kg당 0.8g을 넘지 않아야 한다. 불포화지방이 많은 양질의 단백질이라 해도 과하면 다른 고기를 먹은 것과 다를 바가 없다.

2015년 10월 세계보건기구(WHO)의 국제암연구기구(IARC)는 붉은 고기와 가공육의 섭취가 암 발생에 미치는 영향에 관한 연구 보고서를 발표했다. 붉은 고기는 소고기, 돼지고기, 양고기 등 포유류의 고기를 말한다.

기구는 20년간 수행된 800여편의 연구를 검토한 이 보고서에서 붉은 고기를 발암 위험등급 2A군 물질로 분류하고, 특히 대장암과의 연관성을 강조했다. 또한 세계 184개국을 대상으로 조사한 '세계 대장암 발병 현황'에 의하면 한국인의 대장암 발병률은 대상 국가 중 가장 높게 나타났다.

단백질은 근육의 재료일 뿐 아니라, 면역력의 원천이기도 하다. 따라서 단백질은 반드시 필요하지만 육류는 체중 1kg당 1g이상 섭취하면 혈액이 탁해지고 끈끈해져 모세혈관을 막는다는 사실을 잘 기억하고 식단을 조절해야 한다.

생선에도 단백질이 풍부한데 필자는 대구, 명태, 가자미, 넙치, 조기, 도미, 농어, 전어 등의 생선을 권한다. 장어, 고등어, 꽁치, 정어리, 가다랑이, 방어, 삼치 등의 생선은 적게 먹도록 한다. 이런 종류의 생선들은 인체에 유익한 오메가3 지방산인 DHA, EPA 성분과 단백질은 풍부하지만 소화되는 과정에서 요산이 많이 발생하며, 장어나 연어, 꽁치에는 포화지방산이 20~30%나 함유돼 있다.

음식물을 섭취하면 에너지를 생성하는 대사 과정에서 노폐물이 생겨날 수밖에 없는데 콜레스테롤이나 중성지방 성분처럼 점도가 높은 찌꺼기들과 노폐물(요산, 요소, 크레아티닌 등)은 주로 포화지방산 함량이 높은 육류를 섭취했을 때 만들어진다. 요산은 육류 뿐 아니라 정어리, 멸치, 꽁치, 고등어, 삼치 등의 생선과 새우, 조개류에도 요산물질인 핵산이 다량 들어있다.

대사과정에서 노폐물이 많이 생길수록 혈관을 막게 되는데, 콜레스테롤이나 중성지방은 혈관벽에 들러붙어 있다가 혈전(피떡)을 만들어 혈관을 막아버리고, 요산의 혈중농도가 올라가면 요산결정체가 쌓여 모세혈관을 막아버린다.

육류와 생선은 어떤 종류를 먹어야 할 지 이해가 되었을 것이다. 그러나 아무리 좋은 고기나 생선도 과식은 금물이다.

다시 강조하지만, 육류는 체중 1kg당 1g이상 섭취하면 혈액이 걸쭉해져 혈액의 흐름이 나빠진다. 생선은 요산 수치를 높이지 않는 생선은 하루 100g 정도가 적절하다.

정리를 하면 단백질의 경우 육류는 오리고기, 생선은 흰살생선 위주로 섭취하고 소고기, 돼지고기, 닭고기 등의 육류와 꽁치, 고등어, 삼치, 정어리, 멸치 등의 생선과 조개류는 아주 소량만 섭취해야 한다.

2. 탄수화물

현미, 수수, 조, 콩, 팥, 서리태 등 껍질을 벗기지 않은 곡류와 콩류를
권한다.

3. 지방

'지방'은 무조건 건강에 해로운 물질로 생각하는 사람들이 많다. 실제
로 과도한 지방 섭취는 심근경색, 협심증, 중풍 등 심각한 질환을 일
으키기 때문이다. 하지만 지방은 탄수화물, 단백질과 더불어 생명 유
지에 반드시 필요한 중요한 영양소이다. 지방은 세포막의 구성성분이
며 몸의 주요한 에너지원일뿐 아니라 지용성 비타민의 운반과 흡수를
돕고 신경전달물질을 보호하는 신경보호막의 구성성분이기도 하다.
　지방은 크게 포화지방, 불포화지방, 트랜스지방 세 가지로 나눌
수 있다. '필수지방산'이라고 부르는 지방산은 반드시 음식을 통해
섭취해야 하는 필수 영양소이다. 대표적인 종류가 오메가-3와 오메
가-6이다. 식물성 오메가-3는 아마씨, 대마씨, 들깨, 호두, 카놀라,

아보카도 등에 풍부하며, 오메가-6는 포도씨기름, 옥수수기름, 면실유, 콩기름, 해바라기씨 기름에 풍부하다. 하프물범, 고래 고기, 연어, 꽁치 등에 함유된 오메가-3는 동물성으로 구분한다. 오메가-6와 오메가-3 적정 섭취비율은 4 : 1 이다.

그러나 요즘 식생활에서는 오메가-6의 양이 과도하여 일부러 섭취할 필요는 없으며 대신, 오메가-3를 충분한 양으로 섭취하는게 바람직하다. 불포화지방은 콩기름, 올리브유, 카놀라유 등 실온에서 액체인 식용유와 견과류(땅콩, 호두, 아몬드, 해바라기씨) 등 식물성식품에 많이 함유돼 있다.

포화지방은 보통 실온에서 딱딱하게 굳는 지방인데, 육류나 우유 및 유제품과 같은 동물성식품에 많이 들어 있다. 곰국을 끓여 식히면 위에 하얗게 굳은 기름을 볼 수 있는데 이것이 바로 포화지방이다. 포화지방은 예외적으로 식물성 기름인 팜유와 코코넛유에도 함유되어 있다.

트랜스지방은 액체 기름을 인위적으로 반고체 상태로 만드는 과정에서 생성되는 것으로 마가린, 쇼트닝, 케이크, 비스킷, 라면, 감자튀김, 팝콘 등 주로 열을 가하여 튀긴 음식에 들어 있다.

트랜스지방은 세포를 변질시키는 주범이며 대표적인 저질지방이다. 특히 포화지방, 트랜스지방의 과도한 섭취로 생기는 노폐물은 모세혈관에서 바로 림프관으로 들어가 림프순환을 막는 주범인 만큼 가능한 섭취를 금해야 한다.

4. 비타민 & 미네랄

과일과 야채는 우리 몸에 필수적인 비타민과 미네랄의 공급원이다. 특히 야채에 들어있는 미네랄이 부족하면 4대 영양소(단백질, 탄수화물, 지방, 비타민)가 정상적인 기능을 수행하지 못한다.

미네랄이 부족하면 4대 영양소의 체내 흡수, 에너지 전환, 골격과 치아 형성, 조혈작용, 체내 산도(pH) 균형 어느 것 하나도 정상적으로 진행되지 않는다.

미네랄의 하루 필요량은 아주 적은 양이어서 미량영양소로 불린다. 그럼에도 불구하고 현대인들 모두가 미네랄 결핍으로 인한 영양실조에 빠져 있다. 미네랄 부족 현상은 잘못된 식생활과 현대화된 농사법(농약, 비료, 제초제)에 원인이 있다. 화학비료가 땅의 거름을 대신하는 현대 농법이 토양의 산성화를 만들고 농작물이 흡수해야 할 각종 미네랄이 고갈된 척박한 땅을 만든다.

영양치료 처방에도 미네랄이 들어간다. 당연히 합성영양제가 아니고 천연 성분이다. 그러나 미네랄은 생야채와 과일, 산야초를 통하여 섭취했을 때 체내 흡수율과 생체 이용률이 높다.

단, 과일과 야채는 같이 먹어서는 안된다. 과일과 야채를 같이 먹을 경우 가스가 차고 복부 팽만감 등의 증상이 발생하게 되는데 이는 야채의 섬유질이 과일의 당분을 흡수해 장속에 오래 머물게 하기 때문이다.

그리고 야채는 열을 가하지 않은 생야채를 많이 섭취해야 한다. 양배추나 당근, 양상치, 셀러리, 파셀리 등의 야채에 함유된 4대 미네랄 중에 칼슘은 열을 가하면 석회화 되어 콜레스테롤과 결합하여 혈관벽에 쉽게 달라붙게 된다.

찌거나 데치거나 삶은 야채를 전혀 안먹을 수는 없겠지만 최대한 적게 먹도록 애를 써야 한다. 신선한 생야채를 섭취하면 효소가 풍부하여 체내에 저장된 효소를 소모하지 않고도 소화, 흡수를 높이게 된다.

인체는 탄수화물, 단백질, 지방 순으로 에너지원을 얻는데 열을 가하지 않은 효소가 살아있는 야채는 탄수화물, 단백질, 지방의 소화를 돕는다. 주목해야 할 사실은 밥을 소화하는데는 30%정도의 에너지를 소비하며 육류를 소화하는데는 70%라는 막대한 에너지를 소비하게 된다.

효소가 살아있는 생야채를 섭취하면 소화에 소비하는 에너지를 줄이게 되어 오장육부가 훨씬 더 많은 일을 할 수 있는 에너지가 생기게 된다. 즉, 충분한 효소로 인해 소화과정에서 절약된 에너지가 다른 생명활동에 충당되어 신체기능을 올리고 회복을 돕는 것이다.

이처럼 중요한 효소는 섭씨 55도 정도의 열을 가하면 죽어버린다. 효소를 잃은 식물에는 생명력이 없다. 날콩을 심으면 싹이 나지만 삶거나 볶은 콩은 싹이 나지 않는다. 냉장고 속에 오래 넣어둔 당근은 잎이 나지만 가열한 당근에서는 눈이 티지 않는다. 이 차이가 바로 생명력이다.

영양치료는 손상된 세포와 모세혈관을 회복시켜 면역력을 높이고 오장육부의 기능을 극대화하는데 목표를 두고 있다. 지금까지 설명한 위 내용을 참고하여 해로운 음식과 이로운 음식을 잘 가려서 먹는다면 우리 몸은 훨씬 빠르게 회복될 뿐 아니라 암이 생기거나 전이될 수 없는 건강한 몸으로 바뀌게 될 것이다.

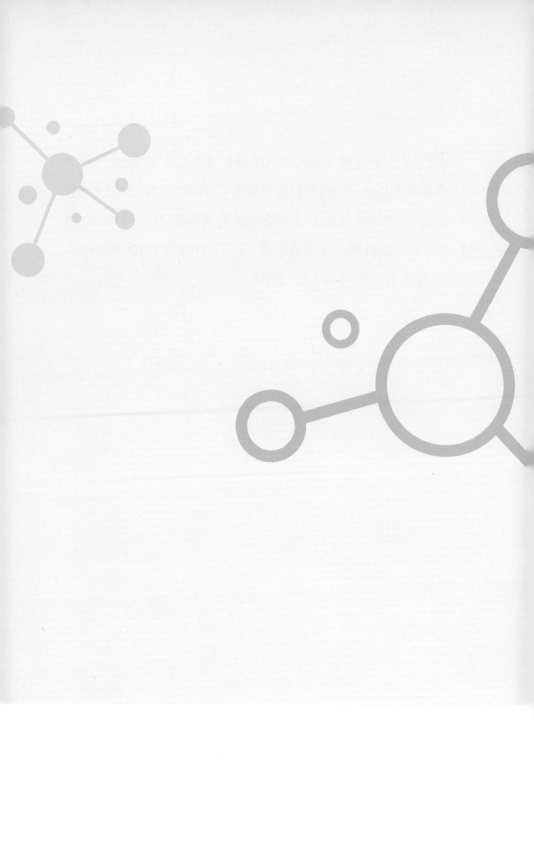

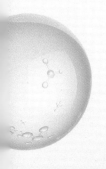

Part. 6
건강 **칼럼**

음식습관은
건강과 질병을 켜는 스위치

요즘 건강검진을 받거나 병원 진료를 받을 때면 중대질병이나 만성질환을 체크하는 항목에서 빠지지 않는 문항이 있다. 바로 직계가족 혹은 형제 중에 유사질병을 앓은 사람이 있는지 체크하는 것이다.

알다시피 우리가 부모로부터 물려받은 유전자 안에는 단순히 외모나 재능 기타 여러 특성 뿐 아니라 질병도 포함되기 때문이다. 흔히 가족력이라 불리는 질병이 다름 아닌 유전의 한 양상이다.

100세 시대를 넘어 120세 시대를 전망하는 지금, 우리 모두는 질병 없이 오래 사는 것이 결코 쉽지않은 시대를 살고 있다. 그래서 필자가 강조하는 영양치료는 만성질환을 관리하는 그 이상의 가치가 있다. 수년에서 수십년을 견뎌온 자신의 고통스러운 질병을 해결하는 일은 시급하고 중요한 일이다. 그러나 영양치료를 제대로 이해하게 되면 우리의 자녀와 손주들에게까지 좋은 유전자, 건강한 유전자를 대물림하는 열쇠를 물려주는 것이다.

유전을 다르게 표현하면 그 가계도의 '세대에 걸친 음식 습관'이 압축되어 형성된 것이다. 그러므로 올바른 식습관을 실천하는 일은 후세가 거둘 건강의 씨앗을 심는 일이다. 나 자신이 건강의 열매를 거두는 것은 물론이고 함께 하는 가족과 후손들에게도 건강과 그에 따르는 좋은 유산을 물려주게 될 것이다. 그러나 반대로 나쁜 식습관을 버리지 못해 매일 불건강의 씨앗을 심는다면 자신만 망가지는 것이 아니라 후손에게도 불건강의 결과는 계속 이어질 것이다. 필자와 같이 병약한 유전자가 아니라 다행히 건강한 유전자를 타고났다 할지라도 나쁜 섭생이 지속된다면 질병 유전자가 발현되는 스위치를 켜는 것임을 명심해야 한다.

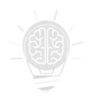

물려받은 유전자,
물려줄 유전자
무엇으로 결정될까?

자신의 외모나 재능, 목소리, 걸음걸이, 표정, 심지어 닮고 싶지 않은 부분까지도 우리는 왜 우리의 부모와 닮은 걸까? 우리가 가진 신체기능과 특성을 결정하는 유전자는 부모로부터 물려 받는 것이니 당연한 일이다.

요즘 건강검진을 받거나 병원 진료를 받을 때면 중대질병이나 만성질환을 체크하는 항목에서 빠지지 않는 문항이 있다. 바로 직계가족 혹은 형제 중에 유사질병을 앓은 사람이 있는지 체크하는 것이다.

알다시피 우리가 부모로부터 물려받은 유전자 안에는 단순히 외모나 재능 기타 여러 특성 뿐 아니라 질병도 포함되기 때문이다. 흔히 가족력이라 불리는 질병이 다름 아닌 유전의 한 양상이다.

그렇다면 내 부모가 암이나 당뇨, 심장병, 기타 여러 질병을 앓았다면 나도 당연히 부모와 같은 질병을 앓게 되는 것을 기정사실로 받아들여야 하는걸까? 아니면 가족력을 거스를수 있는 대책이라도 있다는 것인가?

2013년 헐리우드의 톱스타 '안젤리나 졸리'는 예방적 차원에서 양쪽 유방과 난소 절제술을 받아 세상에 큰 충격을 주었다. 안젤리나 졸리는 어머니와 이모가 유방암으로 투병하는 것을 보고, 유전자검사를 통해 자신에게도 BRCA 유전자의 돌연변이가 있다는 검사결과를 받았다. BRCA 유전자의 돌연변이가 있을 경우 유방암에 걸릴 확률은 최대 87%, 난소암의 위험은 최대 44%에 달한다.

세계적인 배우가 암에 걸린것도 아닌데 유방과 난소를 절제한건 결코 쉬운 결정은 아니었을 것이다. 그러나 한편 그 결정이 최고의 결정이었을까 하는 생각도 지울 수 없다. 유전자를 바꿀수는 없지만 암을 일으키는 유전자도 식습관과 생활습관을 바꾸고 최적의 영양관리를 해주면 질병을 발현하는 스위치를 끌수 있는 것이다.

인간에게 오는 질병을 유전적으로만 해석한다면 질병을 예방하기 위한 모든 노력이 무의미할 것이다. 만약이라도 가족력에 폐암이나 간암, 뇌암, 뼈암 등과 같은 암이 있다면 과연 우리는 암에 걸리지 않기 위해 어떤 선택을 할 수 있는 것일까?

과학계에서 유전자를 연구하게 된 배경은 당연히 인류의 질병을 극복하기 위한 목적이 가장 컸다. 물론 유전학을 통해 인류는 더 우수한 유전자를 후대에 물려주려고 할 것이다. 유전자에 대한 연구와 발전을 세세히 다 나열할 수는 없지만 분명 놀라운 수준으로 발전하고 있는 것은 사실이다. 그럼에도불구하고 질병예방이나 치료기술로 일반화되기까지는 아직은 갈 길이 멀다.

그래서 이번 장에서는 '후성유전학'에 대해 잠시 언급하려고 한다.

조금 생소하게 느껴질수도 있겠지만 쉽게 표현하면 '음식이 유전자를 바꾸는 것'에 관한 학문이다. 필자가 평생을 매달리는 '영양치료'의 근간이며 최종 목적이기도 하다.

DNA에 저장된 유전자는 유전신호를 발현한다. 그 유전신호에 따라 외모, 신체기능, 질병과 같은 특성들이 발현된다. 후성유전학은 바로 타고난 유전자는 변하지 않지만 환경에 따라 유전자의 발현을 조절할 수 있다는데 목적과 가능성을 두는 학문이다. 즉 유전자 발현에 따라 마치 스위치처럼 발현이 켜지고 꺼질수 있다는 것이다. 후성유전학을 다른 말로 '유전자 스위치'라고 부른다.

클린턴 대통령 주치의였던 Dean Drnish박사는 2005년부터 후성유전학에 대한 임상을 실시하였다. 그는 수술, 항암, 방사선 등 병원치료를 전혀 하지 않고 자연요법으로 치료하는 전립선암 환자 93명을 모집하여, 자기 마음대로 자연요법을 하는 45명의 대조군과 Dean Drnish 요법으로 치료하는 48명의 임상 결과를 발표하였다. 그 결과

45명의 대조군은 9%가 좋아진 반면 48명의 Dean Drnish 요법을 실시한 환자들은 70%가 좋아졌다.

질병유전자의 스위치는 끄고 암을 억제하는 유전자의 스위치를 켰던 것이다.

Dean Drnish 박사의 후성유전학적 치료는 첫째가 자연식물식 음식, 둘째가 하루 30분이상의 빠른 걷기, 셋째가 기도 또는 명상을 통해 마음에 평안을 갖는 것, 네 번째는 전문가와 꾸준한 상담을 통해 환자에게 치료의 기준을 제시하는 것이었다.

옛날부터 집안에 딸과 며느리가 임신을 하면 최대한 좋은 것을 먹이려고 했다. 인체에 대해서 과학이나 의학적 상식이 전혀 없어도 잘 먹어야 건강한 아이가 태어난다는걸 알고 있었던 것이다. 후성유전학에서는 임신기간 먹는 음식에 따라 태아의 유전자가 재배치 되어 자녀의 질병을 결정한다고 한다. 음식이란 환경이 바뀌면 타고난 유전자의 약점을 극복할 수 있다는 말이다.

책 서두에 필자의 병력을 나열하면서 부모님이 질병으로 일찍 세상을 떠나셨다는 말을 잠시 언급했을 것이다.

필자의 집안은 사촌을 포함해 50세를 넘긴 사람이 몇 없었다. 필자의 어머니는 몸이 많이 허약해서 폐결핵으로 돌아가셨고, 아버지는 협심증으로 돌아가셨다. 두분의 열악한 유전자를 받은 나 역시 초등학교 시절부터 부정맥이 있어 체육시간에 달리기나 체육활동을 제대로 해본적이 없다. 기관지와 폐 등 호흡기가 약해 늘 감기를 달고 살앉고 수족냉증도 심했다. 위와 장이 약하다보니 조금만 기름진 음식을 먹으면 며칠씩 고생을 하고 탈도 잦고 알레르기 반응도 심했다. 몸이 불편하다보니 자연스레 가리는 음식이 많아져 편식이 심해졌고 건강의 악순환을 겪었다.

유전적으로도 원인이 컸을뿐더러 남들은 가장 건강한 때라고 하는 청소년기에 먹는 것까지 부실한 환경을 겪다 보니 온갖 육체의 괴로움을 다 겪은 것이다. 말하자면 타고난 유전자의 약점을 보완할 수 있는 환경을 전혀 갖지 못하고 성장한 것이다.

그랬던 필자가 대체의학에 눈을 뜨고 직접 연구 개발한 대체의약품을 적용하면서 참으로 놀라운 결과를 살아내고 있다. 70세가 넘은 나이에도 새벽 4시부터 자료를 찾고 책을 쓰며 사업장에서는 종일 환자들을 상담하며 업무를 소화한다. 유전적으로 받은 고혈압과 부정맥은 지금도 존재하지만, 어떤 약도 먹지 않고 필자가 개발한 제품으로 조절하고 있다. 여기저기 흉하게 올라오던 켈로이드 피부도 더 이상 존재하지 않는다.

어린 시절 늘 골골하며 병약했던 내 모습과 집안의 유전적인 소양을 생각하면 사실 기적에 가까운 모습으로 산다고 해도 과언이 아니다.

사실 더 크고 감사한 기적은 필자의 자녀들과 손주들의 모습이다. 이미 '영양의 파워'를 경험한 필자는 아내가 임신을 했을 때부터 직접 개발한 제품과 당근즙과 같은 천연식품으로 섭생을 관리해 주었다. 부유한 집안에서 나고 자란 아내의 식습관은 생선과 육류 위주였고 야채는 거의 먹지 않았다. 그런 아내는 몇 번의 유산을 겪었음에도 식습관을 바꾸지 못했다. 필자가 할 수 있는 일은, 매일 아침저녁으로 당근즙을 짜서 먹이는 것이었다.

그 덕분에 지금 자녀들과 손주들은 신체적인 건강뿐 아니라 지능과 정서적인 면에서도 월등히 우수하다. 어릴 때부터 자연식단에 길들여진 손주들은 과자보다 생당근이나 고구마 김 같은 천연 간식들을 좋아라 먹는다. 필자가 물려받은 온갖 병약한 유전자는 당연히 찾아보기 어렵다.

물려받은 유전자가 있다 하더라도 태중에서부터 좋은 영양상태로 태어났기 때문에 유전자가 발현되지 못하는 것도 있을 것이다. 필자가 단순히 제품을 개발하는 것을 넘어 책을 쓰는 고통을 감수하는 이유가 여기에 있다.

100세 시대를 넘어 120세 시대를 전망하는 지금, 우리 모두는 질병없이 오래 사는 것이 결코 쉽지않은 시대를 살고 있다. 그래서 필자가 강조하는 영양치료는 만성질환을 관리하는 그 이상의 가치가 있다. 수년에서 수십년을 견뎌온 자신의 고통스러운 질병을 해결하는 일은 시급하고 중요한 일이다. 그러나 영양치료를 제대로 이해하게 되면 우리의 자녀와 손주들에게까지 좋은 유전자, 건강한 유전자를 대물림하는 열쇠를 물려주는 것이다.

유전을 다르게 표현하면 그 가계도의 '세대에 걸친 음식 습관'이

압축되어 형성된 것이다. 그러므로 올바른 식습관을 실천하는 일은 후세가 거둘 건강의 씨앗을 심는 일이다. 나 자신이 건강의 열매를 거두는 것은 물론이고 함께 하는 가족과 후손들에게도 건강과 그에 따르는 좋은 유산을 물려주게 될 것이다. 그러나 반대로 나쁜 식습관을 버리지 못해 매일 불건강의 씨앗을 심는다면 자신만 망가지는 것이 아니라 후손에게도 불건강의 결과는 계속 이어질 것이다. 필자와 같이 병약한 유전자가 아니라 다행히 건강한 유전자를 타고났다 할지라도 나쁜 섭생이 지속된다면 질병 유전자가 발현되는 스위치를 켜는 것임을 명심해야 한다.

부모라면 자녀에게 최고의 유전자를 물려주길 원할 것이다.

극단적인 예이긴 하나 다음의 사례를 통해 지금 나는 어떤 씨앗을 심고 있는지 나의 후손에게는 어떤 유전자를 물려주게 될 것인지를 생각해 보기 바란다.

강숙희 씨의 친정 어머니는 올해 79세로 1등급 시각 장애인이다. 어머니의 아버지로부터 내려온 유전병 '아벨리노 각막 이영양증'때문에 후천적으로 시각장애인이 되었다. 경북 상주가 고향인 강 씨는 올겨울도 어김없이 친정엄마가 담아주는 김장김치를 바리바리 받아서 왔다. 시각장애인인데 김장을 담아주시냐고 했더니 처음부터 앞을 못본 게 아니라 서서히 시력을 잃어서 이전에 하던 감각으로 대충 하신다고 했다. 현재 어머니는 빛을 겨우 인식하는 정도이고 가족의 도움이 있어야 외부 활동과 집안 거동이 가능할 정도로 완전히 시력을 잃은 상태이다.

강 씨의 어머니가 사시는 시골집은 어머니가 주로 활동하는 동선을 따라 새끼줄을 매어 놓고 어머니는 그 줄을 잡고 이동하신다고 한다.

강 씨의 어머니는 여형제만 일곱명이다. 그리고 시각장애를 가진 아버지의 유전으로 일곱 딸 중 다섯명이 모두 시각장애인이 되었다. 어떤 분은 어릴때부터 시력을 잃었고 어떤 분은 20대에 그리고 강 씨의 어머니는 50세가 넘어 완전히 시력을 잃었다. 더 기가 막히는건 유전병을 물려받은 다섯명의 딸들의 자녀들도 같은 병을 그대로 물려받아 이종 사촌중에 시각장애를 가진 사람이 일곱명이나 된다고 한다.

강 씨의 집안에는 3남 1녀 중 아들 한 명이 시각장애인이 되었다. 어릴 때는 그림을 그렸는데 20대에 시력을 거의 잃어 지금은 안마사로 일하고 있다고 한다. 뿐만 아니라 40대 초반에 만난 강 씨 역시 근시용 안경을 쓰고 있음에도 도수가 높은 돋보기를 써야 할 정도로 급격하게 노안이 진행되고 있었다.

이들 집안에서 가장 두려워하는 건 당연히 그들의 자녀의 자녀에게 또 그 다음 자녀에게 집안의 유전병이 언제 발현될지 모르는 것이다.

야맹증, 안구건조증, 실명 등 눈에 나타나는 질환은 비타민A 결핍이 원인이다. 비타민A는 '시각 비타민'이라고 불릴 정도로 눈에 필수적인 영양소이지만 수개월 동안 견딜 수 있는 양이 간에 저장되기 때문에 비타민A의 결핍증은 장기간 부족한 상태가 계속될 때에만 나타난다.

가벼운 비타민A 결핍시에는 모낭의 각화증과 야맹증이 나타나며 중증이 되면, 비토반점과 함께 결막 건조증이 나타나고 최종적으로 감염증이 생기고 눈에 출혈이 생겨 실명한다.

비타민A는 당근이나 호박 등의 채소와 대구, 광어, 가자미, 조기, 생태와 같은 흰살생선을 통해 누구나 쉽게 섭취할 수 있는 영양소다. 하지만 채소와 생선을 잘 먹지 않는 식습관이 개인에 그치지 않고 다음 세대, 또 그다음 세대를 이어가게 되면 강 씨의 가족처럼 불행한 유전자를 형성하게 되는 것이다.

필자가 강조하고 싶은 맺음말은 우리의 식습관이 개인에게 축적되면 한사람의 건강과 질병을 좌우하지만 그 잘못된 음식문화가 세대를 반복하여 축적될 경우 특정 영양소의 결핍이나 과잉은 바로 그 집안의 유전자를 결정한다는 사실이다.

하나님을 모르는 의학

필자는 영양의 중요성을 알기 훨씬 이전에 이미 기독교인이었다. 이번 장에서는 오늘날 질병이 만연한 세상을 향하여 태초부터 계획하고 명령하신 하나님의 놀랍고도 완전하신 지혜를 나누어 보려고 한다. 병약한 중에 병약한 필자를 사용하신건 온전히 하나님이 일하셨음을 알게 하기 위해, 약한자를 들어 강한자를 부끄럽게 하시고 미련한 자를 사용하여 지혜로운 자를 부끄럽게 하시는 성경말씀이 그대로 이루어진 것이라 믿는다. 필자가 대체의학을 연구하고 천연산물과 영양을 알면 알수록 성경에 기록된 내용은 너무나 완벽하여 감탄하지 않을 수가 없었다.

인체와 영양은 떼려야 뗄수 없는 관계이다. 이것은 인간을 포함하여 살아있는 모든 생명체에 틀림 없이 적용되는 진리이다. 우리 몸은 매일 먹는 음식을 통해 영양소를 얻고 영양소의 작용을 통해 생명활동이 이루어지기 때문이다.

영양을 무시한 의학은 아무리 발전을 거듭한다고 해도 인간의 완전한 건강을 보장할 수 없다. 질병은 인류의 가장 큰 문제이자 해결하고 싶은 일순위 과제이다. 그러나 질병이 발생하는 본질을 외면한 치료는 그 수단이 무엇이든 임시방편에 지나지 않는다.

사람이 겪는 질병과 영양에 대해 의학도 과학도 없었던 4천년 전에 쓰여진 성경기록을 보면 지금 인류가 겪는 질병의 원인을 명확히 깨닫게 될 것이다. 그리고 놀라움을 금치 못할 것이다.

성경『창세기 1장 27절』에는 "하나님이 자기 형상 곧 하나님의 형상대로 사람을 창조하시고"라고 기록되어 있다. 우리를 누가 설계하고 창조하였는지를 말해주는 성경구절이다. 또 하나님은 자신의 형상대로 창조하신 인간이 최적의 기능을 발휘하기 위해 필요한 양질의 에너지원에 대해서, 성경『창세기 1장 29절』"하나님이 이르시되 내가 온 지면의 씨 맺는 모든 채소와 씨 가진 열매 맺는 모든 나무를 너희에게 주노니 너희의 먹을 거리가 되리라"와 같이 말씀해 주셨다.

왜 하나님은 굳이 "씨"맺는 채소와 "씨"가진 열매 맺는 나무라고 말씀하셨을까? 씨앗에는 생명의 모든 정보와 생명을 키우는 모든 영양이 들어있다. 도토리 한 알에는 참나무가 되는 모든 것이 들어있고,

아름드리 참나무도 도토리 한알에서 시작되었다. 씨앗은 곧 생명이고 종족을 보존하고 퍼뜨리는 수단이다. 우리가 주식으로 먹는 곡물은 바로 식물의 씨앗이고 과일은 씨가진 열매인 것이다. 즉 성경은 일차적 에너지원으로 자연에서 나는 채소와 곡물과 과일을 먹도록 제시하였다.

성경은 또 사람뿐 아니라 동물들이 살아가는데 필요한 먹을 거리에 대해서도 성경『창세기 1장 30절』"또 땅의 모든 짐승과 하늘의 모든 새와 생명이 있어 땅에 기는 모든 것에게는 내가 모든 푸른 풀을 먹을 거리로 주노라"고 기록하고 있다.

정교하게 만들어진 어떤 기계가 있다고 치자. 그 기계를 가장 잘 아는 사람은 누구일까? 말할 것도 없이 그 기계를 설계하고 만든 사람이다. 마찬가지로 인간을 가장 완벽하게 잘 알고 있는 분은 바로 인간을 설계하고 창조하신 하나님이시다.

하나님은 이렇게 인간의 먹을 거리에 대해 분명하게 말씀해 주심으로 당신의 피조물인 인간이 육적으로나 영적으로 건강하게 기능하고 행복하기를 원하신 것이다. 우리가 자녀들에게 위험한 것 해로운 것을 가리고 좋은 것을 먹도록 가르치는 것처럼 말이다.

그런데 오늘날의 먹거리는 거의 예외 없이 미각과 뇌를 충족시키는 음식들로 가득하여 최적의 신체기능을 발휘하기는커녕 청소년기에 이미 40~50대의 몸과 같이 질환과 노화가 가속되고 있는 실정이다.

초등학생의 혈관이 40대 혈관이라는 뉴스를 접한 지 벌써 10년도 넘었으니 지금은 애 어른 할 것 없이 혈관상태가 어떠할지 상상을 초월한다.

자동차에 어떤 종류의 연료가 가장 적합한지 왜 그래야 하는지는 그 자동차를 만든 설계자가 가장 잘 알 것이다. 그리고 어떻게 사용해야 고장없이 오래 쓸수 있는지 사용 메뉴얼을 사용자에게 알려줄 것이다. 그런데도 계속해서 잘못된 연료를 넣고 잘못된 방법으로 자동차를 사용한다면 잦은 고장은 물론 수명도 짧아질 것은 당연하다.

오늘날 인간이 겪고 있는 수많은 질병의 대부분이 바로 자동차에 잘못된 연료를 넣고 잘못된 방법으로 관리하는 것과 같이, 우리가 매일 먹는 음식으로 인해 발생했음에도 불구하고 현대의학은 증상 중심의 치료에만 매달리는 형국이다. 음식은 신체기능을 위한 연료이다. 잘못된 연료를 매일 넣고 있다면 고장이 날 것은 당연한 결과가 아니겠는가.

하나님을 모르는 의학은 인간이 매일 섭취하고 있는 영양의 근원, 음식에 대하여 깊이 관여하지 않는다. 환자가 어떤 음식을 주로 먹는지, 그 음식이 환자상태에 어떤 영향을 끼치는지에 대해 관심이 없다. 설령 알고 있다 해도 환자를 위해 거기까지 배려할 충분한 시간이 없는 것도 사실이다.

질병을 바라보는 관점은 다르지만, 의학계 역시 질병치료를 위한 대안을 찾기위해 부단한 노력을 쏟아붓고 있다. 그중 인간의 유전자에 대한 연구는 마침내 게놈 프로젝트의 성공으로 염색체 지도를 완성할 수 있게 되었다. 그러나 엄청난 연구비를 쏟아부은 결과 알게 된 것은 DNA 염기서열의 해독이 인간의 유전정보를 이해하는 데는 도움이 되지만 '생명체의 역할'과 관련된 DNA의 기능을 모두 알아내는 것은 불가능하다는 것이다.

결국 게놈 프로젝트는 일부 선천적 질환의 치료와 예방에는 유용하지만 오늘날 수많은 환자를 양산하고 있는 만성병 치료에는 과연 도움이 될수 있을지는 의문이다. 암의 경우만 해도 유전적인 성향이 강한 종류는 전체 암 발생의 6%정도 밖에 되지 않는다고 하니 왜 하나님이 인간이 먹는 먹거리를 그렇게 구체적으로 구별해 놓으셨는지 이해할만한 사실이다.

먹거리에 대한 명령은 이정도에서 그치지 않는다. 다음의 구체적인 내용을 보게 되면 우주 만물을 창조하신 이가 아니면 그 당시 지식으로는 절대로 알 수 없는 과학적 진리가 숨어있다는 걸 발견할 것이다.

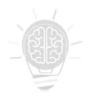

하나님께서 식용을 금지한 동물들의 특징

성경『레위기 11장 2~8절』에는 "육지의 모든 짐승 중 너희가 먹을 만한 생물은 이러하니 모든 짐승 중 굽이 갈라져 쪽발이 되고 새김질하는 것은 너희가 먹되 새김질하는 것이나 굽이 갈라진 짐승 중에도 너희가 먹지 못할 것은 이러하니 낙타는 새김질은 하되 굽이 갈라지지 아니하였으므로 너희에게 부정하고 사반도 새김질은 하되 굽이 갈라지지 아니하였으므로 너희에게 부정하고 토끼도 새김질은 하되 굽이 갈라지지 아니하였으므로 너희에게 부정하고 돼지는 굽이 갈라져 쪽발이로되 새김질을 못하므로 너희에게 부정하니 너희는 이러한 고기를 먹지 말고 그 주검도 만지지 말라 이것들은 너희에게 부정하니"라고 기록되어 있다.

되새김질을 하는 동물 가운데는 사슴, 노루, 영양(염소를 닮은 야생 동물), 가젤(영양의 일종), 샤모아(산양), 소, 들소, 양, 염소가 있으며, 이들은 대부분 위가 서너 개의 방으로 나누어져 있고, 대개 같은 방식으로 먹이를 순환시킨다.

되새김질을 하는 동물은 거친 풀을 먹으면 대충 씹어서 첫 번째 위에 저장해 둔다. 여기서 침과 미생물이 장시간 풀을 발효시켜 소화되기 어려운 섬유질을 분해해서 두 번째 위로 보낸다. 그걸 다시 입으로 토해 내 씹고 삼키는 걸 몇 번이나 반복한 뒤에야 세 번째 위로 보낸다. 세 번째 위에서 더 잘게 부서진 먹이는 마지막으로 네 번째 위로 넘겨져 소화액에 의해 완전하게 소화가 된다.

이처럼 새김질을 통하여 여러 개의 위를 통과하면 체내에 유독물질이 축적되는걸 막고 강력한 소화작용과 살균작용은 물론 해독기능을 높이게 된다.

반면 성경에서 식용을 금한 돼지는 새김질을 하지 않는다. 위도 하나밖에 없지만 창자의 길이도 소나 염소, 양보다 짧다. 그래도 돼지는 잡식성이다 보니 창자의 길이가 긴 편이지만, 육식동물의 창자는 길이가 아주 짧다. 고기가 장에 오래 머물면 부패하여 유독물질이 발생하기 때문에 최대한 빨리 신진대사를 시키고 노폐물을 체외로 배출시키기 위함이다.

오래전 돼지고기에 엄청난 양의 중금속이 검출되어 국민들을 경악케 한 사건이 있었다. 이는 동물들의 특성을 알게되면 별로 놀라운 일이 아니다.

또 성경『레위기 3장 14하반절~17절』에는 "내장에 덮인 기름과 내장에 붙은 모든 기름과 두 콩팥과 그 위의 기름 곧 허리 근방에 있는 것과 간에 덮인 꺼풀을 콩팥과 함께 취할 것이요 제사장은 그것을 단위에 불사를지니 이는 화제로 드리는 식물이요 향기로운 냄새라 모든 기름은 여호와의 것이니라 너희는 기름과 피를 먹지 말라 이는 너희 모든 처소에서 대대로 영원한 규례니라"라고 기록되어 있다.

영양학에 대해 깊이 공부를 하기 전 청년기의 필자가 성경의 이 부분을 이해하는 수준은 '하나님께 제사를 드릴때는 기름을 태워야 하는구나'정도였다. 그러나 인체와 영양의 관계를 깊이 알게 되고 많은 환자들의 질병을 상담하면서 위의 성경구절은 필자에게 너무나 큰 감동과 인간에 대한 하나님의 세밀하신 사랑임을 깨닫게 해주었다.

우리에게 식용으로 허락하신 동물(소, 양, 염소)일 지라도 독소가 많은 콩팥과 기름은 제단에 태워서 하나님께 제사하도록 하였고 또한 기름과 피를 먹지 말 것을 당부하였는데 그것도 영원히 지켜야 할 규례라고 말씀하셨다.

과학이 발달한 오늘날 기름이 인체에 얼마나 해로운지 너무도 잘 알려져 있는 사실을 볼 때 놀랍지 않은가? 건강에 대해 조금만 지식이 있어도 기름을 많이 섭취하면 혈액이 탁해지고 뻑뻑해져서 혈액순환이 제대로 되지 않는다는 정도는 다들 알 것이다.

혈액에 기름(지방)이 많으면 산소를 운반하는 적혈구들이 엉겨붙어 모세혈관을 통과하지 못하게 된다. 모세혈관은 한 겹의 내막으로 구성되어 있고 머리카락 굵기의 10분의 1정도로 적혈구 하나가 겨우 지나갈 크기이다.

그래서 고혈압, 심장병, 중풍, 혈관성 치매 등 무서운 질환의 원인이 된다.

그리고 두뇌나 근육 등 중요한 장기에 산소공급이 원활하지 못하여 신체적으로나 정신적으로 심한 피로를 느끼게 된다. 혈액속에 지방성분이 많아지면 지방을 제거하여 정상적인 혈액순환을 유지하기 위해 체내에서 특수한 단백질이 나오게 된다. 이 물질을 'LDL'이라고 한다. 그런데 이 LDL이 올라가면 혈액순환은 그런대로 유지되지만 T-임파구가 약해져서 각종 질병에도 쉽게 노출된다.

현대인들은 거리를 질주하는 차량 매연을 비롯하여 열거할 수도 없이 수많은 공해물질에 둘러싸여 살아가고 있다. 호흡을 통해 마시는 공기와 물의 오염, 나아가 식물이 자라는 토양의 오염은 공포스러울 정도로 심각한 수준이다.

특히 토양은 인간과 동물의 일차적 먹거리가 생산되는 곳이다. 환경오염이 이렇다 보니 우리는 알게 모르게 직간접으로 그 많은 독소들을 먹게 된다.

그런데 호흡이나 음식을 통해 들어온 모든 독소가 저장되는 곳이 바로 사람과 동물의 기름기인 것이다. 만약 독소가 지방에 저장되지 않으면 해독기능을 해야하는 간과 신장은 감당하지 못하고 치명적인 손상을 입게 된다. 독소창고인 지방에 저장된 독소가 서서히 녹아서 혈관을 통하여 간과 콩팥에서 해독하여 배설하는 것이다. 그러므로 독소가 제일 많은 곳이 동물의 기름과 피, 그리고 콩팥인 것이다.

성경『신명기 14장 3절~21절』에서도 사람이 먹을 수 있는 것과 먹을 수 없는 것에 대하여 한번 더 상세히 기록한 것을 보면 건강한 음식을 먹는 것이 얼마나 중요한지를 새삼 깨닫게 한다.

식용을 허락하신 소도 도축을 할 때는 무리 중에 제일 힘세고 건강하며 병들지 않은 소를 골라서 하라고 가르치고 있다. 이만큼 육식에 대해 철저하게 명령하고 있지만 소를 키우는 사람은 병이 들었거나 부상을 당했거나 일을 못하는 소를 먼저 잡을 것은 너무나 뻔한 일이다.

더욱이 요즘은 가축들의 사료가 더 큰 문제가 되고 있다. 소든, 돼지든 성격이 까다롭고 날카로우면 살이 잘 찌지 않기 때문에 신경안정제와 성장촉진제, 각종 항생물질을 사료에 섞여 먹이기 때문에 무서운 화학물질이 그대로 사람에게 들어오는 것이다. 더욱 우리를 위협하는 것은 수입고기이다.

수입 소고기의 대부분을 차지하는 젖소는 젖이 잘 나오게 하는 최유호르몬제와, 신경안정제, 성장촉진제, 항생물질 그리고 각종 예방접종을 하지 않으면 안되는 환경조건에서 살다가 죽을 때는 대부분이 유방암에 걸려 죽어간다. 이런 젖소들의 사체와 단시일내에 살을 찌워 사육된 식용동물들의 사체가 식품 보전제의 장막에 싸여 약소국들에게 팔리고 있는 것이 수입고기라는 사실을 아는 사람은 소수에 불과하다.

하나님은 동물을 식용으로 할 때 주의해야 할 점에 대해 자세히 가르쳐 주셨다. 이어서 물에 서식하는 생선과 어패류도 어떤 종류가 우리의 먹거리로 적합한지를 말씀해 주신다.

『레위기 11장 9~10』에는 "물에 있는 모든 것 중 너희의 먹을 만한 것은 이것이니 무릇 강과 바다와 다른 물에 있는 것 중에 지느러미와 비늘 있는 것은 너희가 먹되 무릇 물에서 동하는 것과 무릇 물에서 사는 것 곧 무릇 강과 바다에 있는 것으로서 지느러미와 비늘이 없는 것은 너희에게 가증한 것이다"라고 기록돼 있다. 생선 중에는 비늘이 있는 것과 없는 것이 있다. 그런데 성경에는 비늘과 지느러미가 있는 생선만 먹으라고 하셨고, 비늘과 지느러미가 없는 것은 우리에게 먹지 말라고 말씀하셨다. 생선 비늘은 상처로부터 몸을 보호하고 외부기생충의 침입을 막는 갑옷 역할을 한다. 그래서 비늘이 있는 생선은 비릿내가 심하지 않은 반면 비늘이 없는 생선들은 비린내가 매우 심하다. 또한 비늘이 없는 생선은 건강한 사람이라도 식중독을 일으키기 쉽고 통풍과 같은 만성질환을 앓는 사람들은 소량만 먹어도 병증이 심해진다. 특히 만성 피부병을 앓고 있거나 알레르기 체질은 먹는 즉시 발진이나 두드러기와 같은 반응이 나타나는 것을 보게 된다.

지금까지 하나님이 인간에게 허락하신 먹거리와 부적합하다고 구별해 놓은 것에 관해서 나누어 보았다. 하나님이 말씀하신 구약시대에는 이에 대한 근거를 확인해 볼 방법이 없었지만 오늘날의 과학적 의학적 기준으로 보아도 놀라울 정도로 정확하지 않은가!

물론 지금은 신약시대이니 성경에서 금하고 있는 음식들을 죄악시하면서 금하는 것도 바람직한 태도는 아니다. 다만 하나님이 금하라고 하신 의도와 기준을 바로 안다면 입이 즐겁다고 닥치는대로 먹을 것이 아니라 먹을만한 것을 먹고 최고의 신체기능을 유지하여야 할 것이다.

이는 비단 신체적인 건강상태만을 위해서가 아니라 최적의 건강상태를 가지고 각자가 이땅에 온 목적, 더 선하고 거룩한 일에 우리를 사용하기 위함임을 잊지 않아야 할 것이다.

오늘날까지도 철저하게 구약의 율법을 지켜 행하는 유대인의 식생활을 보게 되면 좋은 먹거리가 단순히 신체적 건강뿐 아니라 삶의 전반적인 영역까지 영향을 미치고 있다는 것을 알게 될 것이다. 또 하나님은 왜 거룩한 성경에 인간이 먹을 음식까지 일일이 간섭하여 기록하였는지를 알 수 있을 것이다.

그러나 하나님이 인간에게 허락하신 먹을거리, 채소와 곡물과 과일 그리고 식용으로 허락된 동물까지도 오늘날의 실태는 어떠한가?

인간과 동물의 일차적 먹거리인 식물이 자라나는 토양은 어떠한가? 영양은 고갈되고 땅은 오염되었다. 더 이상 땅에서 나는 식물은 우리가 필요로 하는 영양을 해결할 수 없을 만큼 빈곤해졌다.

식용동물은 어떠한가? 산업화와 상업주의에 의해 동물조차 먹을 만한 것을 먹이는 것이 아니라 성장촉진제와 항생제가 든 사료, 풀이 아닌 동물의 뼈와 고기를 섞은 사료를 먹임으로써 이는 인류에게 돌이킬수 없는 질병의 재앙을 만들어 내고 있다.

이 모든 현상들을 볼 때, 하나님이 인간과 동물에게까지 먹을만한 것과 부적합한 것을 구별해 주신 성경의 기록은 당신의 피조물이 영육 간에 건강하기를 바라는 하나님의 무한하신 사랑의 당부였음을 깨닫게 되기를 바란다. 또한 우리에게 주어진 육체도 하나님의 선하신 일을 위하여 청지기의 마음으로 노력하고 지켜가기를 바란다.

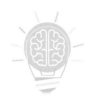

사후세계
당신의 삶을 바꿀
가장 위대한 비밀

모든 인간은 죽는다. 그러나 우리는 죽음 이후를 알지 못한다. 과학이 지금보다 수천배 더 발달한다해도 살아서는 영원히 풀수 없는 수수께끼일 것이다. 인간이 느끼는 모든 두려움의 근원에 바로 이 불변의 명제가 있다.

여러분은 더 건강해지기 위해 필자의 책을 손에 들었을 것이다. 그런데 갑자기 사후세계라니! 특별한 제목에 의아한 독자분들도 있을 것이다. 그러나 냉철하게 생각해 보면 사실 '사는 것'과 '죽는 것'은 그리 동떨어진 얘기가 아님을 다들 알 것이다. 사는 것 자체가 누구나 도달할 수밖에 없는 죽어가는 과정에 있으니 말이다. 그런 의미에서 이번 장에서 다루는 사후세계는 '지금 살아있는' 여러분의 삶을 가장 값지게 할 거라는데 의심의 여지가 없다.

많은 학자들은 인생의 유일한 목적은 '행복'이라는 말을 남겼다. 행복의 기준은 각자가 다르겠지만 육체적 정신적인 건강, 부와 명예, 지식과 지혜의 추구, 봉사와 헌신 등의 범주안에 대부분이 추구하는 행복이 있을 것이라 생각한다.

그래서 사람들은 각자가 추구하는 그것을 이루기 위해 노력하는 과정에 있기도 하고, 어떤 이는 이미 많은 사람이 부러워하는 삶을 살고 있기도 하다. 그러나 아이러니하게도 인생을 들여다보면 원하는 것을 성취한 사람이든 그렇지못한 사람이든 모든 인간의 내면에는 근본적인 불안이 존재한다는 사실이다.

우리 주위에는 대단한 성공과 부를 이루었지만 불행하게 사는 사람이 있는가 하면, 죽음과 싸우는 질병의 고통가운데서도 이해할 수 없을 만큼의 평안을 누리는 사람들도 있다. 극명하게 다른 삶의 태도를 보면서 그 차이가 무엇일까를 생각해 보았다.

사람은 육과 혼과 영으로 이루어져 있으며 세 영역이 균형있게 성장할 때 비로소 건강한 자아를 가진 사람이 될 수 있다. 육은 우리가 매일 먹는 음식을 통해 건강하게 성장하며, 혼(정신)은 지식과 사고를 통해 성장한다. 그러나 영은 오직 하나님의 말씀을 먹을 때에만 성장할 수 있다. 왜냐하면 우리는 하나님의 형상(성품)을 따라 지음받은 존재이기 때문에 말씀을 먹지않으면 육신은 살아있지만 영은 죽어있는 것이다. "하나님이 자기 형상 곧 하나님의 형상대로 사람을 창조하시

고"(창세기1:27)

혹자는 인간도 여느 생물체와 같이 육신이 죽으면 그것으로 끝이라고 주장하는 분들도 있을 것이다. 어떤 학문이나 종교도 죽음 이후에 대한 해답을 찾아준 곳이 없기 때문에 두려운 나머지 아예 그 부분에 대해서는 생각을 회피하는 사람도 많을 줄로 안다.

21세기는 지식정보의 홍수시대라고 한다. 그렇다보니 사람들은 자연스럽게 지식으로 설명할 수 있는 것, 과학으로 증명할 수 있는 것만 참 지식이라는 생각이 지배적이다.

그러나 마음을 과학으로 증명할 수 없다 하여 마음이 존재하지 않는다고 말할 수 있는 사람은 없을 것이다. 마찬가지로 영혼을 과학으로 설명되지 않는다 하여 없다고 할 수 없으며, 과학위에 존재하는 영역은 과학으로 설명할 수 없는 법이다. 하루살이가 내일을 말할 수 없는 것처럼 말이다.

우주만물이 운행하는 섭리는 과학보다 상위의 법칙이다. 때문에 문명의 첨단에 살고있는 21세기지만 세상에는 여전히 풀 수 없는 수수께끼같은 일들이 가득하다.

그중에 오늘은 모든 시대를 통틀어 인류의 궁극적인 궁금증, 사후세계에 대한 이야기를 나누어 보려고 한다.

인류의 역사가 시작된 이래 지금까지 모든 인류의 한결같은 소망이 있다면 아마도 건강하게 장수하는 행복이 아닐까 생각한다. 그렇다면 사람들은 병이 없고 건강하며 어느 정도의 풍요로움이 채워지면 완전한 만족을 느낄수 있을까?

잠시는 만족할 수 있겠지만 영적인 허기가 클수록 사람들은 모든 사람들이 부러워 할 만한 것을 소유하고도 불안, 고통, 혹은 자살이라는 극단적인 선택까지 하는 모습을 우리는 어렵잖게 볼 수 있다.

인간은 육신을 입은 존재이며 동시에 영적인 존재이다. 인간은 흙에서 태어나 흙을 먹고 살며 죽으면 다시 흙으로 돌아가는 존재이다.

모든 자연이 마지막에 흙으로 돌아가는 섭리를 보면 인간의 죽음 또한 하나도 이상할 게 없는 일이지만 이 당연한 섭리 앞에 우리는 두려움과 공허함을 느낄 수밖에 없는 존재이다. 인간만이 삶과 죽음에 대해 고뇌하며 그 어떤 것으로도 채울 수 없는 영적 공허함을 가진 존재이기 때문이다.

인간의 실존에 대한 끝없는 질문과 공허함의 정체를 찾기 위해 탄생한 철학과 수많은 종교들은 인간이 영적인 존재임을 말해주는 또 하나의 증거이기도 하다.

그러나 그 어떤 철학도 종교도 나는 누구인가…인간은 어떤 존재인가… 죽음 이후 인간은 어떻게 되는가…하는 정체성에 대해서 사실상 입증할 수 있는 객관적인 답을 내려준 곳은 없다. 아니 모든 인류가 동일하게 한번씩 죽음을 경험하고 돌아오지 않는 한 객관적인 답은 영원히 불가능할 것이다.

그럼에도 불구하고 인류는 끊임없이 죽음을 알고 싶어했고 그 비밀을 여는 열쇠를 쥐고 싶어했다.

그러한 가운데 최근 과학계에서 놀라운 일들이 벌어지고 있다. 개인적 경험으로 치부되거나 종교적 체험으로 여겨지던 '임사체험'이 '임사학'이라는 학문으로 발전하여 죽음과 죽음 이후의 삶에 대한 연구를 자극하고 있다.

"사후의 세계" 저자인 레이먼드 A. 무디박사(정신병리학과 의학사상사 연구)는 150여 명의 임사체험 기록을 책으로 집필하였고, 이와 관련한 수많은 연구들을 전문학술지에 발표했다. 심장외과 의사인 마이클 세이봄의 '빛과 죽음', 방사선 종양학과 교수인 제프리 롱의 '사후삶의 증거:임사체험학', 하버드 신경외과 의사이며 세계적인 뇌과학자인 이븐 알렉산더의 '천국의 증거' 등 다 열거할 수 없을 만큼의 책과 연구들이 쏟아져 나왔다.

뿐만 아니라 세계적인 조사기관인 미국의 '갤럽여론 연구소' 소장으로 있었던 조지갤럽이 펴낸 '사후의 세계'에서도 약 800만명의 뇌사체험자들의 이야기를 다루고 있다. 죽음학의 대가 엘리자베스 퀴블러로스는 평생을 죽음에 관해 연구하고 수많은 임사체험자들을 만나고 그 경험을 집대성하여 책을 내고 수많은 죽음 강연회를 열기도 하였다.

필자는 이러한 연구자료를 통해 잠시 사후세계를 다녀온 임사체험자들의 경험을 공유하며 현재 이생의 삶을 더 가치있게 만들순 없을까를 함께 고민해 보고자 한다.

사후의 세계에 실린 임사체험자들은 모두 의학적으로 어떠한 생명

신호도 없는 완전한 사망 상태였다는걸 참고하기 바란다.

의학적으로 사망이 확인 된 이후 이들이 체험한 이야기들은 몇가지의 공통점을 가지고 있었다. 첫 번째 공통점은 죽음 이후 육체를 떠나 죽어있는 자신을 볼 수 있는 유체이탈 현상 이었다. 그리고 육체를 떠난 영혼은 공간의 제약도 받지않는 특별한 존재의 자신을 경험했다고 한다.

두 번째는 죽음의 문턱을 넘어서거나 가까이 하는 순간 빠르게 긴 터널같은 것을 관통했다고 하는 점이었다. 터널에 대하여서는 체험자에 따라 나무통, 터널, 진공관 등 표현이 달랐지만 그것을 표현하고자 하는 바는 모두 같은 것임을 알 수 있었다.

세 번째 공통점은 어떤 빛의 존재를 만났다고 하는 것이었다. 체험자들의 이야기를 빌리면 굉장히 밝은 빛이었지만 눈이 부시지도 않았고 형체를 볼수는 없었지만 하나의 실체임을 의심하는 사람은 없었으며 구체적이고도 인격적인 존재를 느꼈다고 하는 것이었다.

빛의 존재에 대해서는 종교적인 관점에 따라 달랐지만 대부분 신(神)이나 절대자 하나님이라는 표현을 사용했다.

다음은 무디 박사의 '사후의 세계'에 실려있는 임사체험자들의 실제적인 경험중 몇가지를 옮겨 보았다.

"내가 9살 나던 해 일이었다. 그러니까 지금부터 27년 전의 일이다. 그러나 그렇게 오래 되었어도 그때의 충격이 너무나 컸기 때문에 지금껏 잊혀지지 않는다. 어느 날 오후 갑자기 몸이 아파져서 사람들은 나를 병원으로 옮겨갔다. 도착하자마자 병원 측에서는 나에게 마취제를 쓰려고 했다. 그땐 너무 어려서 그 까닭을 몰랐다.

그 당시 마취수단으로 에테르가 쓰이고 있었다. 사람들은 내 코 위에 헝겊을 덮더니 에테르를 갖다 댔다. 나중에 안 일이지만 그 순간 내 심장이 멎더라는 것이다. 그 후의 체험은 참으로 이상한 것이었다. 귓가에 부르릉 부르릉 하는 소리가 리드미컬하게 울려왔다. 그러자 나는 길고 깜깜한 공간 속을 꿰뚫고 지나가게 되었다. 마치 하수도 속을 기어가는 느낌이었다."

또 한사람의 체험담은 다음과 같다.

"국부마취를 받다가 알레르기 반응을 일으켜 호흡이 정지됐었다. 그러자마자 나는 그 깜깜한 진공 속을 초스피드로 날라가기 시작했다. 그 속은 꼭 터널에 비유할 수 있을 것이다. 마치 유원지에서 놀이기차를 타고 달려가는 것 같았다."

한 젊은 보고자는 또 이렇게 술회하고 있다.

"약 2년 전 내가 19살 나던 해였다. 어느 날 나는 친구를 내 차로 데려다주던 길에 네거리에 이르러 차를 멈추고 양쪽을 다 살펴보니 아무 이상이 없을 것 같았다.

그러나 차를 막 몰려는 순간 별안간 내 친구가 큰 소리로 비명을 지르는가 싶더니 앞쪽에서 자동차 한 대가 헤드라이트를 비추며 달려드는 것이었다. 차 옆부분이 깨지는 폭음과 더불어 나는 순간적으로 깜깜하게 닫혀진 공간 속으로 뚫고 지나가는 기분을 느꼈다. 눈 깜짝할 사이의 감각이었다. 나는 길바닥 위 약 5피트, 그리고 차체 위 약 5야드쯤 되는 위치에 떠올라 있는 상태에서 사고의 폭음소리가 메아리쳐가는 것을 들을 수 있었다. 사람들이 달려와 자동차 둘레에 모여드는 모습도 보였다.

내 육체가 부서진 차체 부스러기 틈 사이에 누어 있는 모습도 보였는데 사람들이 그것을 끌어내리려고 야단이었다. 내 팔 다리는 모두 뒤틀려 있었고 유혈이 낭자하게 길바닥을 적셨다."

이러한 체험자들은 자기가 자기의 육체를 벗어난다는 것은 도저히 생각할 수 없었던 일이었기 때문에 그것을 체험하는 그 순간에도 무슨 영문인지 갈피를 잡지 못 했을 뿐만 아니라 한참을 죽음에 대한 생각조차 하지를 못했다는 것이다.

자신의 육체를 바라보면서도 마치 구경꾼처럼 "왜들 저 야단이지,

나는 아무렇지도 않은데…" 육신 탈피 체험자들은 대부분은 처음 순간엔 자신의 육체 안으로 되돌아가고 싶어 애를 쓴다고 한다. 그러나 어떻게 하면 되돌아갈 수 있는지를 알지 못한다. 어떤 체험자들은 겁이 났다고도 말하고 두려웠다고도 말한다.

그리고 자신의 목소리가 다른 사람들 귀에 들리지 않는 것과 영혼 상태에 있는 사자(死者)는 다른 사람 눈에 보이지도 않는다는 사실을 체험자들은 증언하고 있다.

다음은 세계적인 뇌의학의 권위자이자 하버드 신경외과의사인 이븐 알렉산더박사가 희귀한 뇌손상으로 7일간의 뇌사상태에서 경험한 사후세계를 기록한 책 '나는 천국을 보았다' 내용의 일부이다.

"내가 간 그곳은 실재했다. 우리가 살고있는 지금 여기의 삶이 완전히 꿈처럼 느껴질 정도로 그곳은 실제였다." 그리고 그는 "그곳에서의 의사소통은 어떤 어휘도 구사하지 않으면서 말을 했고 그 메시지는 바람처럼 자신을 통과했고 그것이 진실임을 즉시 깨달을 수 있었다"고 한다.
또한 그 세계에서는 무언가를 보거나 들을때 이미 그것의 일부가 된 채로 어떤 신비로운 방식으로 그것과 하나가 되어 보고 듣는 것 같았다고 했다.

또 어떤 경험에서는 다음과 같은 느낌을 전달하기도 했다.

"이상하게도 그때 처한 상황은 자궁속의 태아가 존재하는 것과 유사했다. 태아는 말없이 영양을 공급해주는 태반과 더불어 자궁 속을 떠다니는데, 태반이 연결해주는 어머니는 사방에 있으면서도 그 모습은 보이지 않는다. 여기서 '어머니'는 하나님, 창조주, 우주만물을 있게 한 근원에 해당한다. 이 존재는 참으로 가까이에 있어서 나와 근원 사이에 일체의 틈이 없다고 느껴질 정도였다. 그러면서도 나는 창조주의 무한한 광대함과, 그에 비해 내가 얼마나 하잘것없이 작은지를 느낄 수 있었다"

"나는 천국, 신, 영혼에 관한 그 어떤 이야기도 의학적인 지식과 양립될 수 없다고 생각했다. 하지만 지금은 신과 영혼이 실재하며, 죽음이란 끝이 아니라는 것을 깨달을 때만이 진정한 삶을 얻을 수 있다고 믿는 의사가 되었다."

다음은 표지의 글 일부를 옮긴 글이다.

"수천명의 사람들이 임사체험에 대해 보고하고 있지만, 과학자들은 그것이 불가능하다고 주장해 왔다. 저자인 이븐 알렉산

더 박사도 그중 한 명이었다. 최고의 신경외과 전문의인 알렉산더 박사는 임사체험이 진짜처럼 느껴지지만 사실은 극도의 스트레스하에서 뇌가 만들어내는 환상에 불과하다고 믿고 있었다. 그런 그가 7일간의 뇌사상태에서 죽음 너머의 세계를 체험하고 다시 살아나면서 대전환을 겪는다.

그의 체험은 인간이 뇌와 상관없이 의식을 갖고 있으며, 사실상 의식이야말로 모든 존재의 근간임을 보여주고 있다. 뇌가 무엇인지, 의식이 무엇인지, 생명이 무엇인지를 그의 체험을 토대로 의학적이고 과학적인 탐구와 추리를 통해 생생히 밝히고 있다. 주류 과학자들이 물질주의적인 관점에서 부정해왔던 영혼, 신, 사후세계 등의 비물질적인 영역을 밝히고 과학과 영성의 공존을 주장하고 있다."

어떤이는 임사체험자들의 이야기를 실제 경험이 아니라 환상이나 환청이라고 주장하기도 한다. 그러나 무디 박사가 만난 임사체험자들은 지극히 정서적으로 건강하고 정상적인 삶을 영위하는 사람들이었다고 증언하고 있다. 더욱이 이븐 알렉산더는 사후세계를 부정했던 뇌의학의 최고 권위자며 신경외과 의사이다.

이외에도 수많은 임사체험이 존재하지만 우리는 결코 사후세계의 모든 것을 알 수는 없다. 다만 중요한 사실은 '죽음이 끝이 아니라는 것', '사후생이 존재한다는 것'이다. 물질세계의 기준으로 영적인 비물질 세계, 더욱이 사후세계를 모두 파헤치는 것은 불가능한 일이다. 그러나 사후생이 존재한다는 사실은 지금 현재의 나를 반드시 점검해야 하는 중요한 메시지임은 분명하다.

'죽음학 전도사'로 이름난 정현채 서울대 의대 교수는 2007년부터 대중을 상대로 '죽음학'강의를 시작하며, '우리는 왜 죽음을 두려워할 필요 없는가'에서 이렇게 고백한다. 죽음은 사방이 꽉 막혀있는 벽이 아니라 다른 세계로 이동하는 문이라는 걸 확신하게 됐다. 죽음으로써 끝나는 게 아니라는 걸 안다면 자살하는 이들이 크게 줄 것이며, 말기 암 환자 등 죽음을 앞둔 이들도 존재가 소멸한다는 생각에서 오는 불안과 공포를 해소할 수 있을 것이라 생각했다.

보통, 사람들은 '죽음과 그 이후'에 대한 질문의 답을 찾기 위해 종교를 찾는다. 그리고 세상의 종교들은 나름대로 죽음에 대한 해답을 제시하지만 죽음 이후에 부활이 있다는 종교는 기독교가 유일하다.

불교의 석가모니, 이슬람교의 마호멧, 유교의 공자, 그들은 죽었고, 무덤이 남아있다. 그렇지만 예수 그리스도는 죽으셨지만, 3일 만에 다시 살아나심으로 무덤이 없다. 시신이 없는 빈 무덤이 있을 뿐이다.

성경 66권은 1500년에 걸쳐 약 40명의 저자에 의해 쓰여졌다. 쓰여진 시대와 언어가 다르고, 각 성경의 저자는 한번도 만난적이 없지만 구약에서부터 신약에 이르기까지 성경의 모든 내용은 일점일획도 어긋남이 없이 맞아떨어진다.

또한 신약시대 예수님이 행하신 기적과 부활하신 모습을 목격한 사람은 수천명에 달했다고 기록되어 있다. 그 기록은 목격한 증인들이 살아있을 때 기록된 것이다. 성경은 종교의 경전이 아니라 인류의 역사를 기록한 책이다. 성경 역사는 허구소설이 아니라 사실에 기반을 둔 기록이라는걸 생각해보면 성경을 보는 관점도 달라질 것이다.

필자는 오직 은혜로 인한 믿음으로 성경의 모든 기록들을 믿게 되었지만, 이책을 읽게 될 비기독교인 독자들을 위해 성경이 갖는 신뢰할만한 객관적인 자료를 말씀드리는 것이다.

인간은 누구나 죽음에서 예외가 없다. 이것이 성경에서 말하는 첫째 사망이다. 그러나 영적으로까지 영원히 죽느냐 사느냐는 지금 이생의 삶에서만 선택할 수 있다는 사실을 기억해야 한다. 모든 인간은 단 한명도 예외없이 어머니의 태중에서 잉태되어 세상에 태어났다. 아무리 똑똑한 사람도 어머니 뱃속에 있었던 일을 기억하는 사람은 없을 것이다. 그러나 분명한 것은 지금과는 다른 세계에 존재했다는 것이다. 태중에서의 건강상태는 태어나서 평생의 건강을 좌우한다고 한다. 마찬가지로 이땅을 떠나고 죽음 이후의 영원한 세계는 오직 이생에서만 선택할 수 있다.

죽음이후 아무것도 없다고, 끝이라고 말하는 것이야말로 가장 위험한 무지라는걸 명심하기 바란다.

지금도 예수 그리스도는 당신을 만나기 위해 당신의 마음의 문을 두드리고 계신다. "하나님이 세상을 이처럼 사랑하사 독생자를 주셨으니 이는 저를 믿는 자마다 멸망치 않고 영생을 얻게 하려 함이니라"(요한복음3:16) 이 말씀을 믿고 예수그리스도를 나의 구주로 믿고 입술로 시인하기만 하면 죽어있던 당신의 영은 새 생명을 얻고, 하나님의 자녀가 되어 영원한 생명에까지 이른다고 성경은 말씀한다.

어떤 대가나 노력이 아니라, 단지 입술로 시인하여 믿음에 이르고 구원을 받는다는 것 자체가 세상의 법으로는 이해할 수 없는 진리인 것이다.

성경말씀에는 어린아이같은 순수한 영혼을 가진 사람에게만 그 비밀을 펼쳐 보인다고 기록되어 있다. 진리를 아는 일에 우리의 유한한 지식이 걸림돌이 되지않기를 바란다.

필자는 나의 독자들이 질병의 고통에서 회복하고 치유되는 '육체의 소생'을 경험하기를 바란다. 더 간절히 바라기는 비기독교인라면 반드시 성경에 대해서, 하나님에 대해서 궁금해 하기를 바란다. 정말 하나님은 살아계신지, 육체의 사망이후 심판이 있는지, 죽음 이후 천국이 있는걸 어떻게 알 수 있는지, 영생의 선물은 어떻게 받을 수 있는지, 철저히 알아보기를 바란다. 그리하여 육체의 질병을 해결하는 것과는 비교도 할 수 없는 천국의 소망과 영생을 소유하기를 진심으로 바란다.

인간은 안목의 정욕 때문에 아무리 많은 것을 가졌다 할지라도 만족을 모르는 존재이다. 인간은 육적인 동시에 영적인 존재이기 때문에 물리적인 조건만으로는 누구든 완전한 행복을 가질 수 없는 것이다. 영적인 허기를 채우기 위해 부와 명예와 성공이라는 것을 쫓아 소유하기도 하고, 끊임없이 자기계발에 몰입해보기도 하며 때로는 쾌락의 노예가 되는 사람들도 있지만 우리 스스로의 힘으로는 영원히 채울 수 없는 공백이 누구에게나 존재한다.

그래서 하나님의 성품으로 빚어진 우리는 그분이 주시는 영원히 목마르지 않는 생명의 물을 마실 때에만 비로소 우리 삶은 사망의 권세에 짓눌린 두려움과 공포에서 자유로운 영혼이 된다. 삶과 죽음의 문제를 지금과는 다르게 해석할 수 있는 믿음과 평안이 있다는 것, 그것이 어떤 것인지 독자분들은 알고 싶지 않은가.

20세기 최고의 정신의학자이면서 평생 죽음에 대한 연구를 하고 전세계 호스피스 운동의 선구자 역할을 했던 '엘리자베스 퀴블러 로스'는 죽음 이후의 세계는 믿고 안 믿고의 문제가 아니라 '앎의 대상'이라는 말을 남겼다. 지금 살아있는 우리 모두에게 의미심장한 말이 아닐수 없다.

살면서 다들 여행의 경험이 있을 것이다. 여행을 떠날 때 잘 아는 곳과 낯선곳을 갈 때 여행자의 마음과 준비는 전혀 다를 것이다. 하물며 이 땅을 떠나 영원히 돌아오지않는 죽음이란 길을 떠나는데 아무것도 모르고, 아무 준비도 없이 떠난다고?

필자는 40년 가까이 병약한 몸을 스스로 돌보고 치료하는 과정에서 아이러니하게도 가장 연약한 모습으로 다른 사람들의 질병과 건강을 돕는 건강연구가의 삶을 살고 있다. 인간의 이치로는 다 설명할수 없는 하나님이 주신 특별한 소명이고 섭리라고 생각한다.

필자가 연구하고 개발한 제품은 수만 명의 환자분들의 질환을 치유하고 회복하는데 도움을 주었다. 우리 모두는 육신을 가진 존재이니 몸을 치료하고 건강을 돌보는 것은 너무나 중요한 일이다. 때문에 많은 보람을 느끼고 사명감으로 달려온 세월이었다. 그러나 늘 마음 한구석에 남아있는 또 다른 소망은, 그분들에게 육신의 질병 뿐 아니라 그들의 영혼을 구원하는 일에도 나의 업(業)이 통로가 되는 것이었다.

죽음 이후의 나의 영적인 세계는 오직 살아있는 이생에서만 선택할 수 있다는 사실을 기억하길 바라며 이렇게까지 부족한 글로나마 지면을 할애한 간절한 마음이 전달되기를 바라고 또 기도한다.

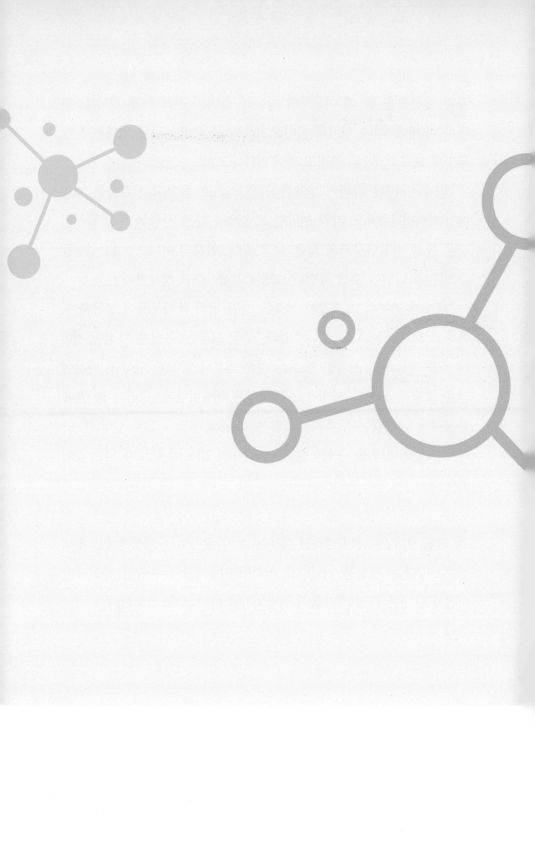

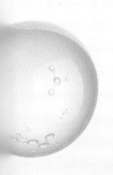

Part. 7
만성질환을 케어하는
영양치료 제품들
영양치료 필수시대 천연성분의 힘

만성질환을 케어하는 영양치료 제품들

영양치료 필수시대 천연성분의 힘

현대인의 생활은 음식은 다양해졌으나 영양적으로는 불균형하며, 칼로리 소모는 적어지고 해독은 더 많이 필요한 시대를 살고 있다.

이 사실은 더 많은 인류가 더 많은 질병에 노출된다는 것을 의미한다.

이제 질병을 치료하는 것은 의학을 넘어 영양의 몫이다.

인체의 모든 기능은 세포를 얼마나 잘 먹이고 잘 해독하느냐로 결정된다.

영양치료는 세포의 구성물질이며 세포의 본래 기능을 찾아주는 '필요물질'을 공급하는 것이다.

영양치료에 사용되는 모든 제품의 성분들은 100% 천연산물로 이루어져 있으며, 만성질환을 케어하기 위해 개발된 특화된 기능성 제품이다.

오랜 연구와 임상으로
탄생한 제품들

필자의 병약한 몸은 아주 특별한 데가 있다. 바로 사소한 음식이나 환경적 변화에 어떤 의료장비보다도 빠르고 예민하게 반응을 나타내는 것이다.

예전에 나 한사람의 건강을 건사하는 것도 버거웠을 때는 그런 예민함이 많이 힘들었다. 지금도 그런 반응들이 반가운건 아니지만 이제는 왜 그런 반응들이 나타나는지 인체의 작용을 알게 되었고 대처할 수 있어 웬만큼은 몸을 다스리게 되었다.

더욱이 제품을 연구하고 개발하는데는 이보다 고마운 도구가 없다. 제품을 새롭게 개발할때마다 같은 성분도 여러 형태로 직접 내 몸에 인체실험을 하며 비교를 하다 보면 성분의 특장점을 정확히 가려낼 수 있고 체질에 따라 어떤 성분이 더 유용할지도 저절로 알게 된다.

수많은 의서들을 통해서 입증된 천연산물의 성분을 내 몸으로 한 번더 검증해보면 의서에서도 밝히지 못한 효능효과나 성분의 장단점을 비교적 예리하게 찾아내는 것도 가능하다.

필자는 필자의 몸에서 겪은 질병과 증상뿐 아니라 오랜세월 수많은 종류의 만성질환자들을 상담하면서 풍부한 임상경험을 갖게 되었다.

영양치료에 사용되는 제품들은 모두 이렇게 귀한 경험과 연구가 모여 개발된 제품들이다. 수없이 읽고 또 읽은 의학서적들 역시 고마운 스승이다. 특별히 이번에 개발한 천연소염제 '아미노굼'과 '에이스굼'은 사실 필자에게는 지금까지 개발해온 어떤 제품보다 애착이 특별한 제품이다.

천연소염제는 대부분의 질병에 빠지지 않고 쓰게 되는 소염제, 그러나 오래 복용할수록 회복에서 멀어지게 하는 소염제의 부작용을 멈출수있을뿐만 아니라 그이상의 적극적 치료를 돕는 효과가 있다.

만성질환의 대부분은 혈관에 염증과 노폐물이 뭉쳐진 혈전이 주범이다. 이를 해결할 수 있는 천연산물을 찾았다는건 너무나 큰 소득이고 희망이다.

천연소염제 처방으로 영양치료의 효과를 한층 높일 수 있게 된 것은 더할나위 없는 기쁨이다.

다음은 신제품과 더불어 영양치료에 사용되는 제품의 기능과 성분
에 대한 설명이다.

01. 아미노굼
02. 에이스굼
03. 징코후
04. 레시틴골드
05. 파워레시틴
06. 채움에이스
07. 채움라이프
08. 채움후
09. 스피센스골드
10. 샤크플러스

11. 녹천파워맥스
12. 천마파워골드
13. 키토라인골드
14. 맹산옻닭발
15. 혈당청
16. 위앤정
17. 장박사
18. 파워샘 플러스
19. 교원통곡식

01. 아미노굼

아미노굼은 어혈을 제거하고 피
를 맑게 하는데 탁월한 효능을 가
진 '굼벵이'가 80%, 청국장분말이
20% 함유돼 있다.

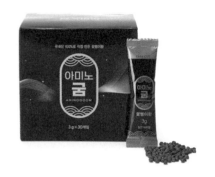

    아미노굼은 그동안 일반소염제
를 오래도록 복용해온 만성질환자
들과 일반소염제를 먹을 수 없는 필자 자신을 위해 빠르고 강력한 천
연소염제를 찾던중에 개발된 '천연소염제'이자 '천연혈전 용해제'이다.

    최근 굼벵이에는 혈액응고 억제, 혈전형성 억제, 혈소판응집 효과
가 있다는 연구결과들이 보고되고 있는데, 농촌진흥청이 진행한 연구
결과에 따르면 굼벵이에 함유된 '인돌 알칼로이드'를 혈전증이 있는
쥐에게 투여했더니 혈전생성이 반으로 줄었다고 한다. 이는 여러 한의
서에 기록된 어혈을 제거한다는 효능을 뒷받침하는 것이다.

    『동의보감』에 따르면 굼벵이는 간에서 비롯되는 질병(간암, 간경화,
간염, 유방암, 누적된 피로 해소)과 옆구리 결린데, 눈의 군살, 복수가 차서
헛배가 부른데, 월경불통, 시력감퇴, 백내장, 금창, 한후풍, 악성종기,
구내염, 파상풍, 치질과 치루, 중풍 등의 성인병을 치료하는데 탁월한
효능이 있다고 전해지고 있다.

    또 『본초강목』에는 '굼벵이는 악혈과 어혈, 비기와 골절상, 어혈이

옆구리에 그득해져 단단하고 아픈 증상을 치료한다. 또 월경이 막힌 증상과, 혈병을 주치하고 통증을 멎게 한다'는 기록이 있다.

『명의별록』에서는 어혈을 제거하고 피를 맑게 하고 나쁜피를 제거 한다고 했으며, 『성제총록』에서는 백호풍(류마티스관절염)에 처방한 기록이 있다고 했는데, 한방에서는 류마티스를 어혈로 보고 다스렸다.

또한『원광대 한의학 본초학교실』에서는 본초학적 연구를 통해 혈액순환, 이뇨작용, 어혈제거, 간경화, 복수, 간암에 효과가 있을것으로 사료된다고 발표하였다.

이 외에도 굼벵이는 암세포를 파괴하는 NK세포를 활성화시켜 현재 간암, 폐암, 후두암, 난소암 치료제로 활용되고 있으며, 각종 간질환과 간기능회복에 사용되면서 간기능을 향상하고 이뇨작용을 도와 신장을 튼튼하게 하는 것으로도 알려져 있다.

이처럼 한의학에서 굼벵이를 약재로 사용해온 역사는 상당히 오래되었을 뿐만 아니라, 굼벵이는 양질의 단백질과 칼슘, 마그네슘, 인, 아연 등의 미네랄과 비타민A(레티놀), 비타민B군 등 비타민도 풍부하여 미래식량으로도 주목받고 있는 식용곤충이다.

옛날에는 썩은나무 속이나 두엄 속, 오래된 초가지붕의 볏짚에서 굼벵이를 구하여 민간약재로 주로 사용했는데 놀라운 효능들이 속속 밝혀지면서 요즘은 약용으로 사육하는 농가가 많아졌다.

특히 굼벵이를 사육하는 농가중에서는 본인 또는 가족이 암이나 심각한 질환에서 굼벵이를 먹고 회복한 사람들이 많은 것이 특징적이다.

뿐만 아니라 이번에 아미노굼을 개발하는 과정에서 굼벵이에 관한 자료를 찾고 직접 사육하는 농가와 대화를 나누다보니 굼벵이를 먹고 각종 암이나 난치질환을 고친 사람들의 사례가 너무도 많아 제품 개발에 대한 확신과 기대가 매우 컸다.

완제품을 만들기 전 샘플을 통해 몇몇 다급한 환자와 필자가 직접 임상을 해본 결과는 놀라울 정도로 그 효능효과가 빠르고 대단했다.

특히 나쁜피를 제거하고 혈액순환을 촉진하는 기능이 뛰어나 다른 여러 기능들이 빠르게 살아나고 회복되는 경험을 하였다.

02. 에이스굼

에이스굼은 굼벵이 60%가 주성분이며 굼벵이와 상승작용을 하는 약재가 40% 배합되어있다.

굼벵이는 2014년 9월 한시적 식품원료로 인정되었다가, 2016년 12월 식품공전에 등재돼 식품원료로 정식 인정을 받은 식용곤충이다.

굼벵이는 동의보감, 탕액편, 본초강목 등 그 외에도 여러 문헌에 그 쓰임이 상세히 수록될 만큼 오랜전 부터 귀한 약재로 쓰여왔다. 굼벵이는 양질의 단백질과 칼슘, 마그네슘, 인, 아연 등의 미네랄과 비타민A(레티놀), 비타민B군 등 비타민도 풍부하여 미래식량으로도 주목받고 있다.

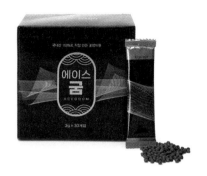

굼벵이의 효능이 속속 밝혀지면서 요즘은 약용으로 굼벵이를 사육하는 농가가 많아졌지만 옛날에는 썩은나무 속이나 두엄 속, 오래된 초가지붕의 볏짚에서 굼벵이를 구하여 한약재로 사용해 왔다.

굼벵이의 특징은 등으로 긴다는 것이다. 그리고 굼벵이를 가장 잘 발견할 수 있는 곳은 농촌에서 가축의 똥오줌, 볏짚을 섞어서 쌓아둔 두엄이다. 이른 봄 농토의 퇴비로 사용하기 위해 두엄을 옮기다 보면 그 밑에 많은 굼벵이를 볼수 있다.

이렇듯 굼벵이는 두엄과 같은 더러운 곳에서 살면서 온갖 지저분한 것을 먹지만, 놀라운점은 그것을 몸속에서 정화한다는 것이다. 굼벵이의 이런 성질은 『본경소증』에도 비슷하게 설명하는 대목이 있다. 『본경소증』은 중국 청나라 추주(鄒澍)의 편찬으로 1832년에 간행된 약물학서다.

굼벵이는 예로부터 간염, 간경화 등에 굼벵이를 사용했다. 이것도 더러운 것에서 깨끗한 것을 낳는 굼벵이의 모습에서 연상할 수 있는 기능이다. 간이야 말로 몸 안의 온갖 독소를 해독하는 기능을 하는 기관이기 때문이다.

굼벵이는 당뇨로 인하여 발생하는 눈병에도 탁월한 효과를 나타낸다. 당뇨병으로 인해 고혈당 상태가 지속되면 눈 망막의 모세혈관이 파괴돼 비정상적인 신생혈관이 만들어진다. 이렇게 생겨난 혈관은 출혈이 쉽게 일어나 망막이 분리되어 이로 인해 시신경이 손상된다.

에이스굼 구성성분

맥아 : 위산분비를 촉진시키므로 소화불량, 위염과 식욕부진 또는 구토, 설사에 쓰인다. 맥아는 특히 비위허약으로 인한 소화 장애에 효과가 있다.

참당귀 : 피를 만드는 조혈작용이 우수해 빈혈증이나 부인병에 많이 사용되고 있으며 항암, 항산화 및 항염증 작용도 뛰어나다.

헛개나무 : 숙취, 주독해소와 간 기능 활성, 정혈, 갈증 해소, 해독작용 등이 우수하다.

오미자 : 오미자는 폐를 돕는 효능이 뛰어나다. 오미자는 껍질은 시고, 살은 달고, 씨는 맵고, 쓰며, 전체는 짠맛이 있으며 다섯가지 맛을 다 지니고 있으며 오장 곧 심장, 폐장, 신장, 위장, 비장에 모두 좋은 약이 된다고 알려져 왔다.

진피 : 건위(健胃), 발한(發汗), 보비(補脾), 건폐(健肺), 고기식중독, 딸꾹질, 기침, 대장, 구토(嘔吐), 소화촉진, 강심(强心), 항궤양(抗潰瘍), 항염증(抗炎症), 거담(祛痰), 몸살, 이뇨(利尿), 역기(逆氣), 곽란(癨亂) 등에 사용한다.

복분자 : 감기, 열성 질병, 폐렴, 기침에 쓴다. 폴리페놀이 다량 함유되어 항산화 작용으로 노화를 방지한다. 사포닌은 거담, 진해, 콜레스테롤 대사를 촉진한다. 한의학에서는 복분자를 오미자와 함께 빈뇨·야뇨·요실금 등을 개선하는 약재로 사용한다.

구기자 : 구기자에 함유된 성분 중 베타인(betaine)은 간장에 지방질이 엉키는 것을 예방하며 지방간을 치유하는 작용이 있다.

03. 징코후

징코후에 함유된 은행잎추출물의 가장 큰 특징은 심장 펌프질의 힘이 잘 닿지 못하는 손끝, 발끝과 같은 말단의 모세혈관까지 피를 순환시켜 각종 혈관질환을 개선해주는 것이다. 징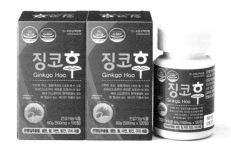코후에는 은행잎추출물 외에도 혈관 내벽의 상피세포 재생을 돕는 유백피추출물과 스피루리나(단백질, 비타민, 미네랄 함유)가 함유돼 있다.

유백피의 효능을 간단히 요약하면 거악생신(去惡生新), 병든 부분을 소멸시키고 새로운 조직을 배양해 내는 작용이 강하다는 뜻이다. 느릅나무의 껍질을 유백피, 뿌리껍질을 유근피라고 한다.

04. 레시틴골드

레시틴골드에는 콩에서 추출한 레
시틴이 50%, 초유가 20%, 젤라틴
이 28% 함유돼 있다. 레시틴은 뇌
의 구성물질 30%를 차지하며 뇌세
포의 활성과 기능에 꼭 필요한 성
분이다. 뇌의 신경세포는 전기적

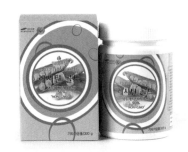

신호를 통해 다른 세포들과 소통하는데 전기신호가 흐르는 신경을
감싸고 있는 미엘린수초(신경보호막)는 3분의 2가 레시틴으로 구성돼
있다.

몸 전체에 뻗어 있는 신경의 길이는 72km에 달하는데, 레시틴이
부족하면 신경보호막이 손상을 입게 되고, 그로 인해 신경세포간에 신
호전달이 원활하지 않게 돼 가벼운 건망증부터 인지기능장애, 치매,
근위축, 운동성저하, 마비감, 떨림, 불안, 불면 등의 증상이 복합적으
로 혹은 단독으로 나타나게 된다.

초유란 젖소가 송아지를 분만한 후 48시간 내 분비하는 젖을 말
한다. 초유는 각종 영양성분과 면역물질이 풍부하며 특히 점막 면역에
중요한 면역글로블린A(IgA)가 풍부하게 함유돼 있다.

젤라틴은 소 껍질에 있는 콜라겐을 분해한 것이다. 젤라틴은 동물
성단백질로 필수 아미노산 함량은 낮은 편이나 구강점막, 위점막, 장

점막, 코점막, 눈점막, 기관지점막, 심장, 허파, 자궁 같은 내부 장기를 보호하는 점막과 혈관의 내벽을 덮고 있는 상피세포 재생에 필수적인 단백질이다.

레시틴골드는 위점막, 식도 점막이 약해 정제나 환, 캡슐로 된 제품을 먹지 못하는 사람들도 섭취할 수 있다. 위염이나 위궤양이 있거나 각종 시술, 수술, 항암치료, 방사선치료 등을 받았다면 손상된 신경회복을 위해 하루 권장량의 2~3배 정도 섭취해야 한다.

05. 파워레시틴

파워레시틴은 분말 형태로 만들어졌으며 콩에서 추출한 '레시틴'이 50%, 페루의 산삼으로 알려진 '마카'가 35%, 인도에서 자생하는 '강황'이 14.9% 함유돼 있다.

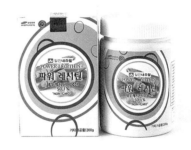

레시틴은 인지질의 한 종류로써 호르몬의 원료이기도 하지만, 물과 기름을 섞이게 하는 독특한 성질을 가지고 있어 콜레스테롤 개선에 도움을 준다. 특히 뇌신경을 비롯한 우리 몸에 퍼져있는 모든 신경세포를 둘러싸고 있는 미엘린수초 (신경보호막)의 3분의2가 레시틴으로 구성돼 있다. 이에 미엘린수초가 손상되면 전선 피복이 벗겨져 누전이나 스파크가 일어나는 것처럼 뇌의 정보전달에 오류가 일어나며 몸 구석구석에 전기 신호가 잘 전달되지 않는다. 미엘린수초는 손상된 정도에 따라 다양한 증상이 나타나게 되는데 특히 여러차례 수술이나 시술을 받았거나, 항암치료, 방사선 치료를 받았다면 반드시 보충이 필요한 영양소이다.

마카는 수 천 년 동안 페루 원주민들 사이에서 강장제(온몸의 신진대사를 촉진하고 영양을 도와 체력을 증진시키는 기능)로 사용되어온 천연산물이다. 마카에는 31종의 미네랄과 18종의 아미노산, 아연, 아르기닌의 함량이 풍부하다. 마카는 호르몬의 불균형을 잡아주는 성분이 풍부하다보니 일본에서는 남성의 정력식품, 여성의 불임식품, 갱년기 식품으로 이미 널리 알려져 있다.

마카는 미항공 우주국 NASA에서 우주식품으로 선정될 만큼 그 효능을 인정받았다. 중력이 없는 우주공간에서 생활해야 하는 우주인들에게는 생리기능의 부조화가 심각하기 마련이다. 마카는 다량의 미네랄과 필수아미노산을 풍부히 함유하고 있어 우주인의 체력을 유지하는데 적합하며, 우주인들의 두뇌와 반사신경을 최적의 상태로 유지시켜 주는 알카로이드, 안토시아닌, 사포닌 등의 활성물질이 풍부해 우주식품으로 채택된 것이다.

강황은 음식물의 소화와 배설작용을 돕는 담즙 분비를 촉진해주고, 저하된 기혈순환을 원활하게 하여 막힌 경락을 뚫어주는 기능이 있다.

06. 채움에이스

채움에이스에는 세포분열과 정상적인
면역기능 유지에 필수 성분인 아연과
최근 암환자들이 면역치료 보조요법
으로 이용하고 있는 표고버섯균사체
가 60% 함유돼 있다. 그리고 두충이
20% 함유돼 있다.

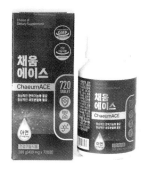

　　표고버섯균사체는 버섯의 뿌리 부분을 배양시킨 물질로, NK세포
를 활성화해 면역력을 강화해줄 뿐 아니라 나이아신(비타민B3)이 다량
함유돼 있어 모세혈관 확장과 혈행개선에도 도움을 준다. 또한 비정
상적인 면역반응으로 인해 발생하는 자가면역질환의 경우 면역반응을
조절해주는 기능을 가지고 있다.

　　표고버섯균사체에는 베타글루칸(β-글루칸)이 다량 함유돼 있다. 베
타글루칸이 면역력을 높여주는 작용 기전은 잘 밝혀져 있다. 베타글
루칸은 장에서 흡수돼 세균이나 항원성 물질을 잡아먹는 '대식세포'라
고 불리는 중요한 면역세포에 의해 포획된 후 세포 안에서 작은 조각
으로 잘라진다. 일련의 과정을 거쳐 최종적으로 대식세포가 그 조각
들을 방출하는데, 이것이 다른 여러 종류의 면역세포의 활성에 영향을
미치면서 전신의 면역반응이 활성화된다.

　　베타글루칸은 대부분의 버섯에 함유돼 있지만, 식품의약품안전처에서 표고버섯, 상황버섯, 영지버섯 그리고 효모로부터 추출한 베타글루칸만 면역 증강작용이 있다고 인정받았다.

일본 간사이의과대학의 15년에 걸친 연구결과에 의하면 표고버섯 균사체는 모든 암에 적용되지만, 특히 간암, 대장암, 유방암, 위암, 췌장암, 담도암, 식도암 등의 환자들의 생존율 증가와 재발억제에 큰 효과를 보였다고 한다. 임상은 일본 오사카대학, 간사이의과대학, 홋카이도대학, 데이코대학 등에서 시행됐고, 미국·유럽·한국·중국 등에서 사용되고 있으며, 미국의 경우 하버드대학 부설병원과 예일대학 부설병원에서 정식 면역요법제재로 채택해 사용되고 있다.

두충은 하체의 무력감, 생식기능 감퇴, 그리고 소변을 자주 보거나 어지러운 증상을 개선하는 데 쓰여왔던 천연산물이다.

07. 채움라이프

채움라이프는 면역력 향상과 연골, 인대, 힘줄, 근육 등 연부조직의 재생에 필수적인 성분들이 함유돼 있다. 주원료는 텍사스 사막에서 자란 알로에베라를 200대1로 농축한 것이다. 지금까지 밝혀진 알로에의 효능은 항염·항균·항궤양, 세포재생, 혈액순환·혈관생성촉진, 면역조절기능, 노화 지연 등 셀 수 없이 많다.

채움라이프에는 농축 알로에베라 외에도 척추질환과 관절질환을 앓고 있는 사람들에게 필요한 성분들이 함유돼 있다.

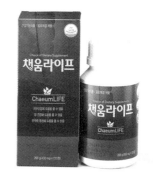

척추의 디스크와 무릎과 어깨 부위 연골과 인대, 힘줄은 한번 손상을 입으면 회복되는 속도가 매우 더딘 곳이다. 이런 세포들의 성장을 촉진해 재생을 돕는 제품이다 보니 세포분열이 활발한 콧속, 입술, 구강, 위, 소장, 대장, 안구, 방광, 요도, 자궁, 항문 등의 점막과 혈관 내벽 등 상피세포층의 회복 속도는 아주 빠르다.

채움라이프는 거의 모든 만성질환에 처방되고 있다. 소화기관 점막과 혈관 및 림프관 내벽을 건강하게 만들어주면 인체의 면역체계가 정상적으로 작동하게 되고 염증을 스스로 치유할 수 있는 치유력이 생기게 된다.

지금까지 많은 제품을 개발해왔지만, 점막과 피부 등 상피세포 재생, 혈관 생성촉진 등의 효과는 알로에와 비교할 만한 천연산물은 아직 발견하지 못했다.

국내에서 주로 사용되고 있는 종류는 알로에 베라, 알로에 아보레센스, 알로에 사포나리아 등 세 종류이다. 12세기 독일의 약전에 알로에가 수록되기 시작하여 현재는 우리나라를 비롯하여 세계 20여 개국의 약전에 등재되어 있다. 알로에의 효능을 기록한 최초의 문헌은 현재 독일 라이프치히 대학이 소장하고 있는『에베르스파피루스』이다.

독일의 이집트 학자인 게오르크 모리스 에버스가 1873년 고대 이집트 도시였던 테베지방의 무덤 속 미라에서 발견한 이 문헌은 현재까지 알려진 것 중 가장 오래된 의학 관계 저술에 속한다.

현대의학에서 알로에가 치료에 활용되기 시작한 것은 1930년대부터다. 방사선 피폭으로 생긴 화상에 알로에가 효과적이란 연구결과가 발표된 것이 계기가 된 것이다.

1959년 미국 식품의약청FDA은 알로에 연고를 상처 치유 효과를 지닌 약으로 공인했고 그 이후 상처 치유, 세포성장 촉진, 화상·동상 치유, 항균抗菌작용, 항염抗炎 작용, 암 예방 효과, 알레르기 개선 효과, 면역력증강 효과, 항산화효과, 혈당강하 효과 등 다양한 효능을 밝힌 연구논문들이 쏟아져 나왔다.

알로에는 독성이 없으며 오래 사용해도 약효에 대한 내성이 생기지 않아 일반 약과 달리 단위를 높이거나 분량을 늘려야 하는 문제가 생기지 않는다. 또한, 사용을 중단해도 의약품과 같이 리바운드 현상이 일어나지 않는다.

기존의 알로에는 몸을 냉하게 하는 단점이 있어 몸이 찬 사람들은 오래 사용할 수가 없었는데 채움라이프와 채움후에 함유된 알로에는 텍사스 사막에서 자란 알로에 베라를 200대 1로 농축시켜 알로에의 단점이었던 몸을 냉하게 만드는 찬 성질이 완전히 개선되었다. 몸이 민감한 사람들은 한 달만 사용해 봐도 뱃속이 따뜻해지는 열감을 느낄 정도다. 이 두 제품은 본래 척추질환과 관절질환을 앓고 있는 환자들을 위하여 개발한 것이다.

신장병이나 자가면역질환 그리고 당뇨병, 고혈압 등 많은 만성질환의 공통적인 특징은 만성적이고 과도한 염증이다.

그리고 채움라이프가 개발되기 전에는 상어연골, 글루코사민, 녹각 등을 먹어내지 못하는 사람들이 많았지만 채움라이프나 채움후와 병용하면 소화력이 약해도 자신에게 필요한 만큼 섭취할 수 있다.

채움라이프에는 알로에 외에도 민들레, 왕느릅나무, 산약(마), 울금, 백출, 글루코사민황산염 등을 첨가하여 기능성을 높였으며 알로에 성분에 알레르기가 있는 사람들도 사용할 수 있게 되었다.

채움라이프 구성성분

글루코사민 : 식약청에서 인정한 기능성 원료. 글루코사민은 인체 내에서 천연으로 만들어지는 아미노당이며 뼈, 연골, 손톱, 머리카락, 안구, 심장판막, 인대, 힘줄, 혈관 등 신체 조직의 대부분을 이루는 물질이다. 특히 연골, 뼈, 힘줄, 기타 결합조직의 생산과 관절의 활액을 유지하는데 필수적인 성분이다.

왕느릅나무껍질(유백피) : 유근피의 기능을 한마디로 요약하면 거악생신去惡生新이다. 병든 부분을 소멸시키고 새로운 조직을 배양해 내는 작용이 강하다는 뜻이다.

민들레 : 소염작용이 있고 위와 장을 튼튼하게 해주며 식도가 좁아져 음식을 삼키기 어려울 때 도움이 된다.

산약(마) : 주요성분 가운데 하나인 뮤신이라는 끈적끈적한 점액질은 위장 점막을 보호해 주고 단백질 흡수에 도움을 준다.

울금 : 최근 5년 동안 보고된 울금에 관한 연구 논문이 100여 편에 달한다. 인도 음식 카레의 주재료인 울금에 들어있는 색소 커큐민이 이상세포를 억제해 주고 염증을 유발하는 전사매개체인 NF-κB의 활성을 억제해주는 것으로 밝혀졌다. 카레를 매일 먹는 인도인의 치매 발생률이 세계에서 가장 낮다고 한다.

백출 : 비위를 든든하게 하고 소화를 도우며 몸의 습한 것을 없애주는 작용이 있다.

08. 채움후

채움후의 주성분(알로에베라 200대 1농축)은 채움라이프와 동일하다. 지금까지 수많은 원료와 성분을 연구해왔지만 점막과 피부 등의 상피세포를 재생하고 혈관생성을 촉진하는 효과에서는 아직 알로에만한 천연산물은 발견하지 못했다.

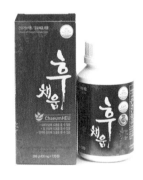

채움후에는 점막을 빠르게 재생하는 초유와 면역 과잉반응 개선

에 도움을 주는 다래와 신장을 튼튼히 하고 통풍의 원인인 요산 수치를 낮춰주는 개다래 나무 열매 등 당뇨나 고혈압 합병증으로 인한 신장병이나 자가면역질환이 있는 사람들에게 필요한 성분을 첨가했다.

채움후 구성성분

초유 : 소의 초유에는 세균, 바이러스, 독소 등을 막아주는 면역성분인 면역글로블린IgG도 풍부하지만 점막 성장인자가 들어 있어서 점막을 빠르게 회복시켜주는 역할을 한다. 소의 초유는 사람의 초유보다 면역글로불린이 약 100배 이상 많으며 IGF, TGF 등 뼈와 근육, 신경, 연골의 생성과 유지에 필요한 성장인자도 함유되어 있다. 미국에서는 설파제나 항생제가 나오기 전에 초유를 통해 항균 효과를 얻었다고 한다.

초유는 1950년에는 류머티즘성 관절염 치료에, 1962년에는 세이빈 박사가 소의 초유에서 항소아마비 항체를 분리해 백신 개발에 성공했으며, 1980년대 중반부터는 소아과 의사들이 로타바이러스에 감염된 어린이들의 설사 치료에 젖소의 초유를 사용했던 기록이 있다. 2007년 이탈리아 다눈치오대학교 지아니 벨카로 박사팀은 초유가 백신만큼 인플루엔자에 효과적이라는 논문을 발표한바 있다.

참다래농축분말 : 국내에서 식품의약품안전처로부터 면역과민반응 개선에 대한 효과를 인증받은 유일한 천연산물이다. 다래추출물은 비정상적으로 과다 활성화된 면역세포의 반응을 억제하고 약화된 면역세

포를 활성화시켜 면역과민반응을 개선해준다.

알레르기 항체인 IgE의 과잉생산과 알레르기성 염증세포의 증식을 억제하는 기능이 있는 다래는 낙엽덩굴식물인 다래나무의 열매로 초록색의 단맛이 나는 야생 열매이다.

그러나 참다래열매는 성질이 찬 식물이어서 태양인과 소양인 체질로 몸에 열이 많은 사람들에게는 잘 맞지만 몸이 냉한 사람들에게는 잘 맞지 않는다. 이 문제는 성질이 따뜻해서 오래전부터 냉증, 류마티스 관절염, 구안와사, 통풍 등에 사용해왔던 개다래나무 열매 추출물을 첨가하여 해결했다.

개다래나무열매 : 개다래열매를 충영 혹은 목천료 라고도 한다. 신장을 튼튼히 하고 통풍을 다스리는 효과가 뛰어나 예로부터 민간에서 널리 사용되어 왔다. 그동안 신장병과 통풍을 오래 앓았던 사람들 중에서 개다래열매를 사용해봤다는 사람들이 많았고, 식약처에서도 사용을 허가한 원료여서 제품을 개발하기 위해 준비중에 있었다.

때마침 개다래열매가 효능과 안정성을 인정받아 특허를 취득했다는 사실을 알게 되었다.

건국대학교 산학협력단의 특허 [등록 제 10-0880712호]가 바로 그것이다. 특허 내용에 있는 개다래열매(목천료자) 추출물의 효능을 요약하면 다음과 같다.

소염 진통작용, 급성부종 억제작용, 급성관절염 억제작용 등의 항염증 효과가 있고, 독성실험결과 안전한 물질로 인정되어 관절염, 부종, 통증 등과 같은 염증성 질환의 치료 및 예방에 효과적이고 안전한 의약품으로 유용하게 이용될 수 있다는 내용이다.

경희대학교 약학대학 약물학 임상약학교실 강효주 교수등이 약학회지에 기고한 "개다래의 고요산혈증 개선활성"이란 논문에서는 개다래의 혈중요산치 감소효과와 항통풍 효과를 확인 한 바 있고, 목천료자 추출물의 항산화작용에 대해서도 보고된 바 있다.

채움후에 함유된 다래와 개다래는 사실 보너스다. 점막 하나만 건강하게 만들어줘도 그 가치는 충분한 것이다. 점막의 역할과 중요성은 아무리 강조해도 지나치지 않다, 우리 몸의 바깥 부분은 모두 피부로 덮여서 보호되듯이 눈, 입안, 콧속, 식도, 위, 소장, 대장, 췌장, 간, 폐, 자궁, 방광, 요도, 질, 직장, 항문 등도 모두 점막으로 덮여 있다.

점막은 인체 내부와 외부가 만나는 부위로서 외부 유해물질에 대한 1차 방어막 역할을 하는 면역의 최전방 같은 곳이다. 점막이 건강하게 기능하기 위해서는 항상 촉촉하고 미끄러운 상태여야 한다.

즉 눈에서는 눈물이, 입에서는 침이, 위에는 염산과 소화액들이, 췌장에서는 중탄산염과 소화액과 호르몬들이, 소장과 대장과 신장에서도 적당한 분비물들이, 생식기에서도 적당한 애액이 나와야 건강을 유지할 수 있다.

눈이 건조해서 아픈 것, 눈병이 나는 것이나, 입에서 충치나 구강염증, 잇몸질환이 자주 나는 것, 위에서 소화가 안 되는 것, 영양이 흡수가 안 돼서 살이 찌지 않는 것, 변비와 설사가 계속 반복되거나, 방광염이 자주 걸리는 것, 애액이 안 나와 성교통이 느껴지는 것 등 모두 점막이 건조해짐에 따라 나타나는 증상이다. 점막이 건조해지면 작은 스트레스에도 과민반응이 나타나고, 각종 병원성 미생물에 대한 방어력이 약해진다.

요즘 면역력을 높이는 건강기능식품이 홍수처럼 쏟아져 나오고 있지만, 점막관리가 우선되지 않으면 제기능을 하기엔 역부족이다. 채움후는 처음 출시한 제품에서 성분배합을 업그레이드 하였다. 처음 출시됐던 채움후는 점막과 피부와 장이 좋아지고 면역력이 높아지는 효능은 사용자들로부터 인정을 받았지만 면역불균형을 해소하는 부분에서는 다소 부족했다.

이 문제를 해결하기 위하여 1년 동안 3가지 시제품을 만들어 시험한 결과 200대1 농축 알로에베라겔 17%에 다래추출물 20%, 개다래추출물 25%를 배합한 것이 적중했다.

09. 스피센스골드

스피센스골드는 스피센스포르테를 리뉴얼한 신제품이다. 천연종합영양제로 불리는 스피루리나(18종의 단백질과, 희귀 미네랄, 5대 필수 영양소, 49종의 영양소)와 병풀추출물이 함유돼 있다. 병풀추출물은 정맥의 탄

력향상, 모세혈관 투과성 정상화, 항
산화 효과 등으로 정맥순환 장애를
개선하는 효과가 뛰어나다.

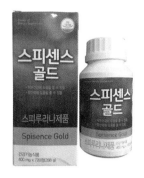

　이 제품은 만성질환이 있는 모든
사람들에게 필요하지만 특히 동물성
단백질과 채소, 과일 섭취를 제한해야
하는 신장병 환자들에게 아주 중요한 제품이다. 생야채와 생과일에는
칼륨(포타슘)이 많이 들어 있어 신장병 환자들은 건강을 유지할 수 있
을 만큼 섭취할 수 없다. 생야채와 과일을 섭취하여 혈중 칼륨 농도
가 높아지면 심근기능이 저하되어 부정맥을 일으키거나 심한 경우 심
장마비가 발생할 수도 있기 때문이다.

　그러나 칼륨은 부족해도 문제가 된다. 칼륨은 뇌에 산소를 보내
는 역할과 체내 노폐물의 처리를 돕고, 혈압을 안정적으로 낮춰주는
역할을 한다.

　또한 칼륨은 혈관벽의 긴장을 풀어 혈관을 확장하는 작용을 하여
심장박동을 정상으로 유지해 주고 근육과 신경의 흥분을 안정시키는
일을 돕는다. 때문에 칼륨이 부족하면 고혈압, 근무력감, 식욕부진,
메스꺼움, 불안, 불면증 등이 나타나며, 극도의 저칼륨혈증이 생기면
심장 부정맥으로 인하여 사망에 이르기도 한다.

　따라서 생야채와 과일을 충분히 섭취하지 못하는 신장병 환자들
은 부족한 칼륨을 비롯한 각종 미네랄과 비타민, 단백질을 따로 보충

해주지 않으면 그로 인해 나타나는 증상과 다양한 합병증을 막아내지 못한다.

　스피센스골드에 함유돼 있는 단백질과 비타민, 미네랄은 육류나 생채소 과일 등에 함유된 성분과 달리 하루 권장량의 2배를 섭취해도 혈액 속의 노폐물 농도나 칼륨 수치가 올라가지 않는다.

10. 샤크플러스

샤크플러스의 주성분인 상어연골은 천연칼슘의 주요 공급원으로 식약처로부터 뼈와 치아 형성에 필요, 신경과 근육기능 유지에 필요, 정상적인 혈액 응고에 필요, 골다공증 발생 위험 감소에 도움을 주는 기능성을 인정 받았다.

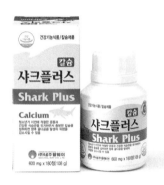

　상어연골은 칼슘 외에도 각종 무기질과 콘드로이친, 글루코 아미노글루칸이 함께 함유돼 있어 관절기능을 회복하는 시너지작용이 크다.

　글루코 아미노글루칸은 글루코사민과 비슷한 작용을 하지만 글루코사민과 달리 당뇨환자가 사용해도 혈당수치가 올라가지 않는 특징이 있다.

콘드로이친은 관절 활액을 유지하여 연골의 탄력을 증진시키고 관절의 마찰력을 줄여주는 역할을 한다. 그 외 부원료로 우슬추출물이 배합되어 관절의 염증과 통증을 잡아주는 역할을 한다.

또한 상어연골에는 신생혈관을 억제하는 물질이 밝혀져 주목을 받았는데, 신생혈관이란 비정상적인 혈관이 병변부위로 형성되는 것을 말한다. 암의 성장과 전이, 당뇨병성 망막병증, 황반변성, 녹내장, 류마티즘 관절염, 건선 등의 질환은 모두 신생혈관과 관련이 있다.

인체의 모든 조직은 산소와 영양공급이 차단되면 죽을 수밖에 없기 때문에 병변조직에서는 살아남기 위해 스스로 만든 혈관을 통해 영양을 공급받는다. 문제는 비정상적으로 형성된 혈관은 정상조직을 침범하여 파괴하는 성질이 있다. 퇴행성관절염도 신생혈관에 의해 연골이 파괴되는 것이다.

최근 관절에 좋은 성분으로 콘드로이친이 자주 소개가 되고 있지만 관절의 정상적인 기능회복은 한가지 성분만으로는 역부족이다. 관절의 기능은 뼈와 관절을 붙잡고 있는 인대, 힘줄, 근육, 신경 등의 결합조직이 함께 회복될 때 정상적인 기능이 유지된다.

11. 녹천파워맥스

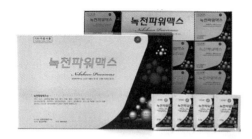

녹천파워맥스에는 천마와 상어 연골, 녹각, 콜라겐 성분이 함유되어 있다. 제품을 출시한 지 16년 지났지만 성분 및 배합 비율을 한 번도 바꾸지 않았다.

내가 만난 목디스크 환자 중에는 정신과 치료를 받는 사람들이 상당히 많았다. 목디스크가 있으면 뇌로 가는 혈류의 흐름이 원활하지 못하다보니 뇌에 산소가 부족해 머리가 무겁고 집중력이 저하되는 증상과 두통, 우울증, 조울증, 불면증 등의 증상이 나타나기도 한다.

녹천파워맥스에 가장 많이 함유된 성분은 '천마'다. 천마는 생김이 마와 같으나 하늘에서 떨어져 마비가 되는 증상을 치료하였다고 하여 '하늘 천(天)'자가 붙여진 이름만큼이나 천마의 효능은 탁월하다.

한방에서 뇌혈관순환 장애에 의한 두통뿐 아니라 뇌명(머릿속에서 소리가 나는 증상), 어지럼증, 현기증, 사지가 뒤틀리는 구련증 및 신경쇠약 등에도 쓰이고 있는 약재다.

천마는 동의보감을 비롯한 수많은 한의서에도 그 효능이 세세히 기록돼 있는데, 최근 천마에 좁아진 혈관을 확장하고 혈류량을 증가시키는 '게스트로딘' 성분과 뇌신경세포를 손상시키는 베타아밀로이드

생성을 억제하여 신경재생을 촉진하는 '에르고티오닌'이라는 기능성물질이 발견되어 화제가 되었다. 베타아밀로이드는 뇌세포를 손상시켜 알츠하이머를 일으키는 원인물질이다.

또한 천마에는 대사영양소인 칼슘, 마그네슘, 칼륨 등이 균형 있게 함유돼 있다. 이 중 마그네슘 성분은 경련 증상과 마비를 풀어주는 역할을 하는데, 눈 밑이 떨리거나 팔다리가 저리거나 근육에 경련이 올 때 마그네슘으로 증상이 호전되는 것을 경험한 사람들이 있을 것이다. 마그네슘은 근육을 이완시키고 신경을 안정시키는 효과가 있기 때문이다.

하지만 시중에서 판매되고 있는 단일 성분의 마그네슘 제품을 오래 복용하는 것은 미네랄의 균형을 깨뜨릴 수 있으므로 주의가 필요하다.

돌연사의 가장 큰 원인은 마그네슘 부족이다. 심장 근육 뿐만 아니라 신체 모든 근육의 경련은 마그네슘이 부족하다고 알리는 경보다. 만성적으로 마그네슘이 부족한 상태에서 운동을 하거나 스트레스 등으로 마그네슘 소모가 많아지면 별다른 이상이 없어도 심장발작을 일으킬 수 있다.

그러나 마그네슘은 부족해도 심정지를 일으키지만, 과다 복용해도 서맥, 부정맥, 호흡곤란 등이 나타난다. 마그네슘의 혈중 농도가 13.0mEq/L 이상에서는 심장박동수가 불규칙해지다가 심정지를 초래한다. 뿐만 아니라 마그네슘의 혈중 농도가 높아지만 척추와 관절

주변의 인대와 근육이 느슨해져서 바른 자세를 유지할 수 없게 된다. 골반을 지지하는 근육이 느슨해지면 직장, 자궁, 방광 등 뱃속에 자리 잡고 있어야 할 장기들이 아래쪽으로 쏠리게 된다.

천마에는 심장과 근육, 혈관, 신경 등이 안정적인 이완과 수축을 유지할 수 있도록 만들어주는 칼슘, 마그네슘, 칼륨 등 천연미네랄성분이 균형 있게 함유돼 있다. 이처럼 천연산물에는 합성물이 결코 모방할 수 없는 '생명력'이 있다. 생명력은 다른 성분과의 상승작용을 통해서만 이루어지므로 합성물에서는 절대 찾아볼 수 없는 것이다.

다음은 녹각이다. 녹각은 녹용과 달리 사슴뿔을 가을, 겨울에 잘라낸 것을 말한다. 녹각은 녹용과 성분 및 약효가 거의 비슷하지만 성장, 골다공증, 골밀도 개선에 특히 효과가 있다.

동의보감과 본초강목 등의 의서에서 녹각은 신장의 양기를 도와주고, 부족한 기혈을 보강해주며, 골수의 조혈기능을 촉진시켜 근육과 골격을 튼튼하게 해주는 효과가 있다고 기록하고 있다.

이렇듯 녹천파워맥스에는 목뼈를 비롯한 척추와 척추 주변 조직의 성장과 재생에 필요한 성분들이 고루 배합돼 있다.

천마로 만든 제품은 녹천파워맥스와 천마파워골드 외에도 2가지 제품이 더 있다. 불면증이나 마비증상, 어지럼증이 심한 경우 천마함량이 높은 액상제품을 사용한다.

12. 천마파워골드

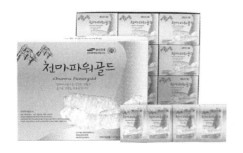

'천마파워골드'에는 뇌 질환 계통의 질병에 최고의 신약으로 알려진 천마와 강황 그리고 두충이 함유돼 있다. 천마의 효능에 대한 설명은 앞에서 드렸고 강황과 두충의 효능에 대해 살펴보기로 하겠다.

강황은 성질이 따뜻하고 염증 수치를 낮춰주는 효과가 있다. 강황의 주성분 커큐민은 치매의 원인이 되는 베타아밀로이드라는 단백질이 뇌신경에 쌓이지 않게 하고 이미 쌓인 베타아밀로이드를 제거하는 역할을 한다.

강황은 관절염과 근육통에 소염 효과가 있고 저하된 기혈氣血 순환을 원활하게 하여 막혔던 경락經絡을 뚫어주는 효능 있다. 경락이란 기가 흐르는 통로를 말한다.

전신의 기혈은 경락을 통해 흐르면서, 인체 내외의 모든 부분을 연결, 조절, 순환을 하는데 어떤 원인으로 경락이 막혀 순환이 느려지면 영양분의 공급과 대사산물의 배출이 동시에 줄어든다. 제때 처리되지 못한 물질은 주변 조직에 다시 쌓여 병리적 반응을 일으키는데 이것이 곧 염증이 되고 발열과 통증을 유발하게 된다.

강황은 경락을 뚫어주는 효과와 소염효과 그리고 혈관과 관절에 쌓인 석회를 제거해주는 효능이 있다. 머리에서 소리가 들리는 뇌명증은 한두 달 만에 회복되는 것을 확인했다.

천마파워골드에 함유돼 있는 강황은 찌고 말리는 3번의 법제 과정을 거친 것이다. 강황은 최소 3번 정도 찌고 말리는 법제 과정을 거쳐야 효능을 제대로 볼 수 있기 때문이다. 최근 스칸다나비아 '비뇨기학 및 신장학저널'에 실린 논문에서는 강황이 당뇨로 인한 신장손상을 예방하는 기능을 하는 것으로 나타났다.

두충은 혈관, 신경, 힘줄, 근육 등의 조직을 소통시켜 몸을 가볍게 해주는 약초이다. 맛은 맵고 달며 약성은 따뜻하고 독성이 없어 한방에서는 신장이 약해서 정기精氣의 쇠퇴로 인한 요통, 무릎이 차고 시린 증상, 몽정, 조루, 소변불리, 자궁이 약해서 생기는 습관성 유산 그리고 성장통을 앓는 어린이들에게도 사용해 왔다.

동의보감에는 "두충이 허리가 조이며 아픈 것과 다리가 시리고 아픈 것을 치료한다."고 기록돼 있다. 여기서 다리가 시리고 아픈 것은 관절염을 의미하며 허리가 조이고 아픈 것은 근육이 약해져 생긴 요통을 의미한다.

명의별록에서는 두충은 다리가 시큰거려 땅을 밟을 수 없는 것을 다스린다고 하였고, 일화본초는 신장의 허약으로 허리와 등이 굽은 것을 다스린다고 기록하고 있다.

두충은 혈관, 신경, 힘줄, 근육 등의 조직을 소통시켜 몸을 가볍게 해주는 천연산물이다.

13. 키토라인골드

키토라인골드는 노폐물을 흡착·배출
하는 기능이 뛰어난 키토산을 주성분
으로 만들어졌다. 키토산은 항암활성,
항균 활성, 항산화 활성, 콜레스테롤
저하작용 및 고혈압 억제작용이 밝혀
지면서 기능성 식품, 기능성 바이오 소

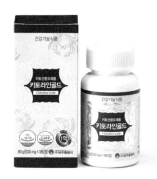

재 및 의약품 소재로서의 용도 개발이 활발하게 진행되고 있다.

인체는 키토산을 소화할 수 없어서 몸 밖으로 배출하는데, 이때
양전하를 띠고 있는 키토산은 음전하를 띠고 있는 지방산과 LDL 콜
레스테롤뿐 아니라 바이러스, 박테리아, 중금속 등 체내 유해물질 등
과 결합하여 체외로 배출된다.

키토라인골드는 키토산(수용성60%, 불용성40%)을 주원료로 프로폴
리스와 개다래나무 열매추출물을 배합하여 신장에서 혈중 노폐물을
제대로 걸러내지 못하는 신장병 환자들을 위하여 개발한 제품이다.

수용성 키토산은 혈관청소, 불용성 키토산은 장을 청소하는 기능
을 한다.

키토라인골드는 원료 및 배합비율을 5번이나 업그레이드한 제품이다. 처음 출시했던 제품은 키토산과 필수지방산(오메가-6, 오메가-3)이 같이 함유되어 있어 키토산만 따로 계산하면 일일 섭취량이 840㎎에 불과했다. 그럼에도 불구하고 이 제품을 복용했던 척추질환이 있는 환자 중에서 크레아티닌, 단백뇨, 혈뇨 등의 수치가 떨어졌다는 사람들이 있었다. 필자나 환자나 전혀 기대하지 않았던 효과가 나타나 많이 놀랐는데, 디스크 병을 오래 앓은 사람 중에는 신장병을 가지고 있는 사람들이 많다는 것을 알 수 있었다. 이를 계기로 키토산 함량을 높여 신장병 환자를 위한 제품을 개발하게 된 것이다.

척추질환과 관절질환을 오래 앓았다면 진단상에는 아무 이상이 없어도 신장 기능이 약하다는 것을 염두에 두어야 한다.

흔히 신장을 노폐물을 걸러내는 기관으로 알고 있지만, 한의학에서 말하는 신장은 그 범위가 대단히 넓다. 대뇌하수체人腦下髓體, 갑상선甲狀腺, 부갑상선副甲狀腺, 흉선胸線, 부신副腎, 생식선生殖腺, 섭호선攝護腺(전립선) 같은 것이 모두 신장에 속하기 때문이다. 신장 기능이 약해지면 특히 뼈와 뼈를 둘러싸고 있는 근육과 인대가 많이 약해지게 된다.

키토산 연구 초기에는 키토산의 강력한 흡착력을 이용한 폐수처리제나 중금속 흡착제로 실용화가 시작되었고, 독성 및 부작용 실험에서 안전성이 확인되어 1993년에는 일본의 일만 명 이상의 의사들이 키토산을 환자들의 치료에 사용하기 시작했다. 키토산의 효능에 대한 연구논문 및 자료는 국제키토산학회 등에서 보고되고 있다.

1998년 한국어로 번역되어 출간된『암을 극복하는 수용성 키토산』에는 중국 북경시에 있는 북경대학 부속병원 및 상해시의 상해 장해 병원과의 협력으로 신장병 환자와 만성 B형 간염환자를 대상으로 3~6달 동안 실시한 키토산의 효능에 대한 임상시험 결과가 나와 있다.

북경대학은 일본의 동경대학에 필적할 정도의 전통을 가진 대학이다. 북경대학 부속병원은 종합병원으로 높이 평가받고 있지만 특히 신장병에 관해서는 중국 국가가 인정하고 보증하는 병원이다

이 병원의 부원장인 리 레이시 교수는 국제 신장학회 이사이며 아시아 신장학회 상무이사를 겸하고 있는 신장병의 세계적인 권위자이다. 리 교수는 혈액투석을 받고 있는 신부전증 환자 80명을 대상으로 키토산을 이용해 임상실험을 실시했다. 환자들에게 하루 세 번 3개월 동안 키토산을 투여하여, 키토산을 투여하지 않은 집단과 대조 실험을 진행했다.

그 결과를 정리한 것이『Effect of Chitosan on Renal Function in Patients with Chronic Renal Failure：신부전 환자의 신장 기능에 대한 키토산의 효과』이다. 이 결과를 국제회의에서 발표했으며, 그 요지는 다음과 같다.

키토산을 투여한 환자를 면밀히 관찰한 결과 적혈구 수 증가, 빈혈 개선, 체력 증진 및 요독증 증세 경감 등의 효과가 나타났다. 그리

고 혈중 지질농도 개선, 요소질소 농도 저하, 영양상태 개선 등의 효과가 있었으며 체력증강, 식욕증진, 소변 냄새의 경감 혹은 소실, 전체적인 가려움증의 경감이 확인되어 실험은 만족할 만한 수준이었다.

인의 배출량도 확연히 증가했고 환자들의 피로도가 현저하게 줄어들었으며 지구력도 증가한 것으로 나타났다. 피로감이 줄어들고 근력과 지구력이 증가하게 된 주된 요인은 적혈구의 증가에 있었다. 적혈구 증가는 산소를 전달할 수 있는 헤모글로빈 양의 증가로 이어져 각 장기에 산소를 원활히 공급할 수 있게 된다.

14. 맹산옻닭발

맹산옻닭발에는 옻나무추출물과 닭발추출액, 홍화씨, 우슬초, 두충 등이 함유돼 있다. 맹산옻닭발은 각종 수술(디스크, 척추관협착증, 무릎관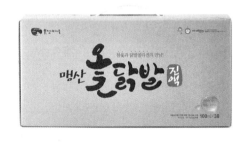절, 자궁적출, 갑상선, 암 등)을 받은 후 후유증을 겪고 있는 환자들중에 저체온증이 심한 경우 꼭 권하는 제품이다.

필자는 사계절 중 겨울을 가장 싫어한다. 수족냉증이 너무 심하기 때문이다. 수족냉증의 원인은 '말초 혈액순환 장애'이다. 손발에 있는 모세혈관까지 혈액이 충분히 공급되지 않아 손발이 저리고 차가워지는 것이다. 심한 경우 손발 끝이 하얗게 변하기도 한다.

현대의학에서는 한방에서 냉하다고 표현하는 몸이 차가운 병에 대하여는사실상 속수무책이다. 그런 개념이 없기 때문이다.

현대 젊은 여성들의 90%이상이 가지고 있는 가장 흔한 생리통은 배속이 차기 때문에 생긴 병이다. 현대의학에서는 어찌할 수 없는 병이지만 그러나 옻으로는 매우 쉽게 고쳐지는 병이다.

그동안 많은 제품을 개발해 오면서 옻만큼 신속하게 냉기를 몰아내는 천연산물을 만나보지 못했다. 한약재인 부자도 몸을 따뜻하게 데워주는 효과가 강하지만 독성이 강해서 장기적인 사용은 어렵다. 옻에도 알레르기를 유발하는 '우루시올'이라는 성분이 들어있지만 이미 오래전 옻에서 우루시올을 제거하는 데 성공하여 이제 누구나 안심하고 간편하게 섭취할 수 있게 되었다.

15. 혈당청

혈당청은 식품의약품안전처로 부터 식후 혈당상승 억제, 배변활동원활, 콜레스테롤개선 기능성을 인정받은 제품이다.

온몸으로 공급된 혈당은 세포 안으로 들어가 에너지를 만들어내는데, 신경세포를 제외하고는 인슐린이라는 호르몬이 혈당을 세포로

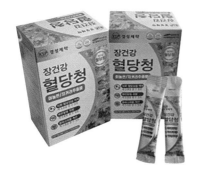

들어갈 수 있도록 신호를 보내 에너지를 만들 수 있도록 한다. 정상보다 높은 혈당이 지속되면, 혈액을 통해 운반되는 많은 조직물질의 작용을 방해하거나, 적혈구와 백혈구의 기능이 떨어지거나, 신장에 부담을 주게 된다.

정상적인 상태에서는 식후에 혈당이 잠시 올라가지만, 인슐린에 의해 다시 정상으로 내려가게 된다. 그러나 췌장에서 인슐린 분비가 잘 안되거나 분비가 되더라도 그 기능을 제대로 하지 못하면, 식사 후 혈당이 내려가지 않게 되는 것이다. 이는 몸에서 포도당이 에너지로 쓰이지 못하고 밖으로 배출된다는 것이다.

평소 식이섬유가 풍부한 잡곡, 현미, 채소를 섭취하면서 이눌린과 치커리추출물 등 식이섬유가 함유된 혈당청을 식사와 같이 섭취하면 혈당이 급격히 상승하는 것을 막아 인슐린 분비 조절에 도움이 된다.

16. 위앤정

위앤정은 위장의 기능이 저하되고
약해져서 위장이 제 기능이나 역할
을 하지 못해 나타나는 소화불량,
식욕부진, 복부팽만감, 조기 포만
감 등의 증상이 있는 사람들을 위
하여 개발된 제품이다.

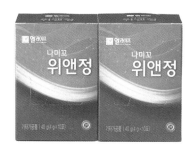

삽주뿌리분말(배출), 감초분말, 팽화미분말, 왕느릅나무껍질, 침향
나무가 침착된 가수목 성분 등 천연산물로만 배합돼 있으며 화학성
분이 전혀 들어있지 않다.

17. 장박사

장박사는 현대인들의 식생활에서 심각하게 결핍되어 건강의 문제가 되
는 섬유질을 공급해주는 제품이다.

장박사에 함유된 성분들은 무기력한 대장의 연동운동을 촉진시
키고 배변량을 늘려서 장벽을 청소해주며 변비를 개선하는 기능을
한다.

섬유질은 곡류와 채식 위주의 식사를 했던 전통적인 식사에서는

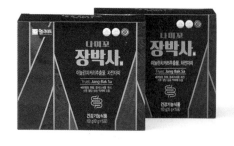

결핍이 거의 없는 영양소다. 그러나 서구화된 식단과 불규칙한 식사와 시간과 일에 쫓겨 사는 현대인들에게 섬유질의 중요성은 날로 높아지고 있다.

장박사는 대변이 장에 머무는 시간을 짧게 하고 배변량을 늘려줌으로써 몸에 독소를 줄이고 장벽을 깨끗하게 청소하는 수세미와 같은 역할을 하여 깨끗한 대장환경과 콜레스테롤을 낮추는데 도움을 준다.

3일정도 장박사를 섭취하고 나면 배변시 잔변감이 없는 깨끗함을 경험할수 있다.

18. 파워샘 플러스

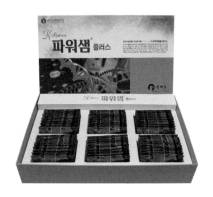

파워샘 플러스는 『전립선 기적의 완치』 저자인 김동철 생명공학박사가 개발한 제품이다. 파워샘 플러스는 천연에서 자생하는 산수유, 숙지황, 백봉령, 산약, 황기, 계피, 오미자 등

25가지 재료들을 수년간의 연구 끝에 이루어낸 특수추출기술(추출온도 와 추출시간 및 체내흡수에 영향을 주는 과립인자의 크기)을 이용하여 제조한 제품이다.

김동철 박사는 현재 나노텍바이오 대표로 재직 중이다. (주)대웅제 약 중앙연구소 선임연구원으로 우루사, 베아제, 미란타 외 수백 종의 의약품을 분석 연구하고 의약품 개발에 참여한 바 있다

19. 교원통곡식

교원통곡식은 찰현미와 현미, 찰흑미, 녹미, 홍미 등을 찌고 말린 다음 볶아서 만든 제품이 다. 잡곡밥 대용으로 그냥 씹어 먹거나 뜨거운 물에 부어 누룽 지처럼 먹을 수도 있다. 교원통 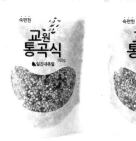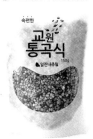 곡식은 집에서 잡곡밥을 해 먹을 수 없거나, 식당에서 자주 식사를 해 야 하는 사람들에게 유용한 제품이며 식후에 10~20g 정도 섭취하면 잡곡밥을 먹은 효과를 얻을 수 있다.

일진내츄럴

종합제품안내

천연소염제, 천연혈전용해제

아미노굼

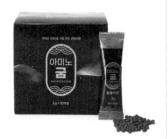

주요 배합 성분

흰점박이꽃무지유충 80%
청국장 20%

● **내용량** 3.gX30포=90g

천연소염제, 천연혈전용해제

에이스굼

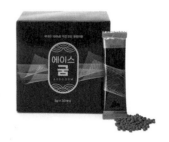

주요 배합 성분

흰점박이꽃무지유충 60%, 맥아, 참당귀,
헛개나무, 오미자, 진피, 복분자, 구기자

● **내용량** 3.gX30포=90g

모세혈관 확장·혈행촉진

징코후

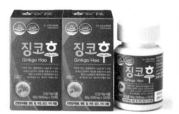

주요 배합 성분

은행잎추출분말, 유백피농축분말

● **내용량** 60g(500mgX120정) 3병 SET

신경보호막(myelin)
핵심 구성 성분

레시틴골드

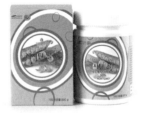

주요 배합 성분

레시틴 50%, 초유, 젤라틴

● **내용량** 300g

신경보호막(myelin)
핵심 구성 성분
파워레시틴

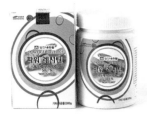

주요 배합 성분

레시틴 50%, 마카, 강황

● 내용량 300g

정상적인 면역기능
정상적인 세포재생에 필요
채움에이스

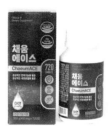

주요 배합 성분

아연, 표고버섯균사체(60%),
두충잎추출분말

● 내용량 400mgX720정=288g

면역력 강화, 혈관 내벽, 연골,
인대, 근육 재생 촉진
채움라이프

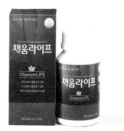

주요 배합 성분

알로에베라200:1농축분말, 글루코사민분말,
마추출분분말, 왕느릅나무껍질농축분말

● 내용량 400gmgX720정=288g

세포재생, 면역세포 활성화
채움후

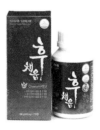

주요 배합 성분

알로에베라200:1농축분말
개다래, 참다래농축분말, 초유분말

● 내용량 400gmgX720정=288g

49종의 천연종합영양, 모세혈관
혈행개선

스피센스골드

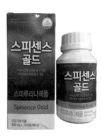

주요 배합 성분

스피루리나원말, 병풀추출물분말

● **내용량** 400gmgX720정=288g

뼈와 연골 구성성분

샤크플러스(상어연골)

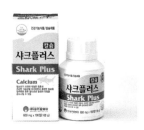

주요 배합 성분

상어연골, 우슬, 달팽이추출물

● **내용량** 600gmgX180정=108g

척추를 곧게 펴주고 칼슘, 마그네슘,
칼륨의 균형을 잡아주는

녹천파워맥스

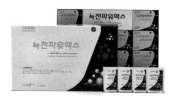

주요 배합 성분

천마, 상어연골, 녹각, 콜라겐

● **내용량** 3.5gX90포=315g

체내 석회제거, 인지기능강화,
인대, 근육, 힘줄 강화

천마파워골드

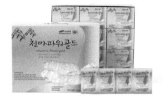

주요 배합 성분

천마, 강황, 두충

● **내용량** 3.5gX90포=315g

체내 노폐물, 독소 배출

키토라인골드

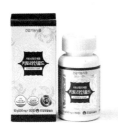

키토산(수용성60%, 불용성40%),
프로폴리스, 개다래나무추출분말

●내용량 500gmgX180정=90g

무릎과 발목을 유연하고
튼튼하게

맹산옻닭발

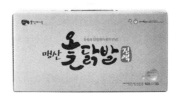

옻나무추출물, 닭발추출액, 홍화,
우슬, 두충

●내용량 100mlX60포

식후 혈당상승 억제
콜레스테롤 개선

혈당청

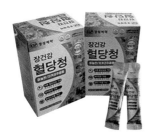

이눌린, 치커리분말

●내용량 3.2gX90포=288g

위장기능 강화, 기력회복

위앤정

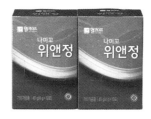

삽주뿌리분말, 감초분말, 팽화미분말,
왕느릅나무껍질, 침향나무가침착된가수목

●내용량 6gX30포X1박스=90g

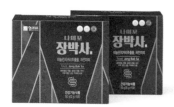
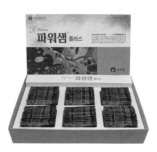
일진내츄럴에서 개발하여 보급하고 있는 제품들은 여러 업체를 통해 생산되고 있다. 20년 이상의 경험과 제조 노하우를 갖춘 업체라도 분말, 과립, 환, 정제, 캡슐, 액상 등 제품에 따라 기술력의 차이가 있기 때문이다. 일진내츄럴의 제품들은 현재 ㈜네추럴웨이, ㈜경성제약, ㈜엠에스바이오텍 등 GMP 제조기준을 갖춘 업체에서 생산하고 있으며 일부 품목은 일본, 미국, 캐나다, 뉴질랜드 등에서 수입한 제품을 공급하고 있다.

현대인에 필요한
최적의 영양

만성질환의 원인인 만성염증은 개인의 식습관, 생활습관, 주변환경이 복합적으로 누적되었을 때 나타나는 것이어서 증상을 억제하는 치료는 받으면 받을수록 더 악화될 수밖에 없다. 병든 세포를 회복시키고 손상된 기능을 되살려 만성염증을 해결하는 일은 오직 인체가 필요로 하는 영양을 통해서만 가능하다.

영양을 무시한 의학은 아무리 발전을 거듭한다고 해도 인간의 완전한 건강을 보장할 수 없다. 질병이 발생하는 본질을 외면한 치료는 그 수단이 무엇이든 임시방편에 지나지 않는다.

오늘날의 인류는 엄청난 스트레스와 운동부족, 환경오염 등 심각한 건강위협에 대처하기 위해 '최적의 영양'이 요구되어야 한다.

이 책은 '최적의 영양'을 통해 수많은 환자들을 치료한 임상기록이다.

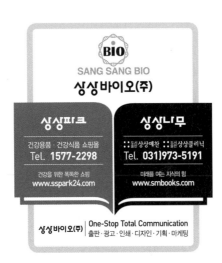